フィリピン女性たちの流産と中絶

貧困・贖罪・ポリティクス

久保裕子

ブックレット《アジアを学ぼう》56

風響社

フィリピン女性たちの流産と中絶
――貧困・贖罪・ポリティクス

久保裕子

はじめに

1　経験者として、研究者として

私が大学院を目指したのは、二〇一一年、三二歳のころだった。遡ること三年前の二〇〇八年、社会人を経験して七年が経ち、私は妊娠していた。だが、出産予定日を過ぎ、破水して救急車で運ばれた際、心音が確認できないと医師から伝えられた。その時の慟哭――死児を自力で産まなければならない分娩の過酷さ、死児を押し出すため医師に馬乗りされた屈辱、高熱を伴う後産の苦しみ、そして社会から疎外された孤独感。さらに、思い出したくないこれらのことが、ふとした瞬間、何かをきっかけにフラッシュバックし、過去へと引きずり込まれてしまう自分――その葛藤の中で、どうにか「冷静」に自分に起こった出来事を理解し、子を亡くしたことに対する「適切」な向き合い方を知りたいという切実な願いがあった。大学院はそれを叶えるために選んだ道だった。

この選択は一見したところ、私の「妊娠期における死別や悲嘆について研究する」という強い意志がきっかけとなって実行されたストーリーであるようにもみえる。しかし実際のところ、死産を経験するずっと以前から連なる、過去からの帰結としての選択に過ぎないのかもしれない。私たちは些細なものから重要なものまで、意識せずとも毎日、日常的に何らかの選択をしている。その不断に続く選択の一部として、私は「大学院に行く」ことになったのだ。大きな選択ではあったが、それもやはり日常的に行われる選択の一部に過ぎず、強い意志をきっかけに行ったことなどではないだろう。

いずれにせよ、私は大学院で「妊娠期における喪失をめぐる悲嘆《グリーフ》という感情が心理学以外の学問領域においてどのように論じることができるか」という問いを基に研究をスタートさせた。その後、博士課程に進み、研究の一環としてフィリピンに留学することになった。フィリピンは、中絶を違憲とする法が存在する一方、高い乳児・妊婦死亡率の背景に危険な中絶行為との関連性が指摘されてもいる。法制度と実情が矛盾する状況のなか、フィリピンの女性たちは妊娠期の喪失をどう捉えているのだろうか。

2 「選択」を捉えなおす

なぜ、私が自分の死産の経験、そして大学院へ行く経緯から話を始めたのかというと、私の過去からの帰結としての選択は、フィリピンの流産や中絶を経験した女性たちにおいても同様のことが言えるかもしれないと思ったためである。流産を経験した女性たちのなかには、「あの時遠出したことがよくなかった」とか、「仕事を頑張りすぎたせいだ」といった、当時の自分が選択した行為に対して後悔の念を抱く人も少なくなかった。私も死産した時、なぜ予定日を過ぎてからも自然に産まれるまで待つことを選んでしまったのか後悔した。流産や死産における選択は、自身の意志による選択というよりも（その結果どのようなことになるのか見当もつかないため）、流れにまかせての些細な選択の連続であり、その選択は、過去からの帰結として捉えることができるだろう。

さらに、中絶を経験した女性たちも流産や死産のケースと同様に、彼女たちの強い意志による選択・実行ではなく、過去からの帰結に過ぎなかったのではないか。こうした考えは中絶を議論する際に必ず議題となる〝女性の権利としての「選択」や「意志の尊重」というもの〟が含意する、ある種の強い主体を強調することからしばし距離を保つことを可能にする。そして、こうした見方は、常日頃から「中絶は罪だ」と責め立てられ、沈黙するフィリピンの女性たちの喪失経験（特に中絶）を理解するのに重要であろう。

彼女たちの選択を捉えなおすことにより、流産や中絶における女性の語りや語られることのない声に寄り添い、純粋に理解することで、「自己責任や意志による流産・中絶」からは見えてこない部分を記すことができるのではないか。それが、経験者として、研究者として、私ができることではないかと思う。

3　フィリピン社会における流産・中絶

「選択」を捉え直すという考えは、フィリピンのマニラ首都圏での調査を通して抱いた、いくつもの違和感に目を向けるなかで思い至ったものだ。調査開始時の私の研究テーマは、「プレグナンシー・ロス」という言葉で表される妊娠期における喪失全般についてであった。当時の私は「プレグナンシー・ロス」を、流産・死産・そして人工中絶を含むすべての現象のことを指す言葉として意識的に用いていた。つまり、中絶は、私にとって主要な研究関心のひとつであり、あくまで流産・死産と同等の、喪失現象の一つという位置づけでしかなかったのだ。日本をフィールドにしていたのなら、倫理的問題において議論の余地はあるものの、水子供養に見られるように、どのような事情であれ、胎児の死を悼む文化的実践が根付いていることもあり、あまり違和感なく研究を進めることができただろう。

しかし、フィリピンでは違った。フィリピンにおいて流産と中絶は全く異なる現象として捉えられており、そこで展開される問題関心も全く異なっていた。特に中絶は、二〇一二年に制定された「家族計画ならびに母親とその子供の健康に関する法（The Responsible Parenthood and Reproductive Health Act 通称：ＲＨ法）」をめぐって起こった、プロ・ライフ派とプロ・チョイス派の激しい政治的対立の爪痕が、調査を行った二〇一七年当時も色濃く残っていたために、とりわけ中立的な態度で研究することが難しいトピックとなっていた。

話が少し逸れるが、ここでフィリピンのプロ・ライフ派とプロ・チョイス派について説明をしておきたい。プロ・ライフ派とは、生命《ライフ》に賛成《プロ》する立場、すなわち胎児の生命を尊重し、人工妊娠中絶を反対する立場のことで、プロ・チョイス派とは、産むか産まないかは女性の選択《チョイス》に任されるべきだと主張する立場のことを意味している。アメリカの中絶をめぐる論争において用いられる言葉であるが、現在では、国によって議論される内容は異なっている。

二〇二〇年のトランプとバイデンの間で闘われたアメリカ大統領選において、合法的な人工妊娠中絶が、女性たちの権利としてあるべき重要な選択肢の一つであるということに対する賛否をめぐって対立が起き、世論を二分する問題となった。しかし、フィリピンにおいては、女性の権利として合法的な人工妊娠中絶は、そもそも認められていない。中絶自体が「憲法」のなかで禁止されており、違法である。刑法上では、中絶を行った場合、中絶した女性・関与した者に対して、禁固二年から最大六年の刑が処される。それゆえ、フィリピンにおいて起こったプロ・ライフ派とプロ・チョイス派の対立は、人工妊娠中絶の合法の是非や女性の堕胎の権利をめぐる対立ではなかった。

フィリピンで議論されたのは、ＲＨ法案に盛り込まれていた条項に関する内容、すなわち、コンドームや避妊薬を用いた避妊の是非と、中絶した女性の傷ついた身体に対する医療的ケアとしての母体の保護などであった。なぜなら、避妊薬は中絶薬と同義のものであり、プロ・ライフ派の立場をとる医療従事者たちからすると、中絶した女性の身体のケアは宗教的解釈から、倫理的な葛藤を引き起こすためだ。ローマ・カトリックの教義に基づき、いかなる場合も受胎された時点で、それは保護されなければならない命であるとするプロ・ライフ派からすると、避妊薬や器具の使用は、中絶行為にあたり許されない。一方、プロ・チョイス派は近代的手法を用いた避妊は女性の身体を保護するために有効であると主張する。プロ・チョイス派は、ピルやＩＵＤ（子宮内避妊具）といった近代的な避妊方法に異を唱えることこそが、危険な中絶の実践というリスクを高めるとするからである。

こうした相容れない主張の攻防が繰り広げられてきたという背景があったために、私が「プレグナンシー・ロス」の語を用いて、流産・死産・人工中絶といったすべての妊娠期の喪失について研究したいと説明しても、解せないという態度をとられることが多いのは当然であった。おそらく、当時の中絶をめぐる法案の論争に関わったステークホルダーやアカデミックの人々から見れば、私がプロ・ライフ派とプロ・チョイス派のどちら側の人間なのか理解に苦しんだことだろう。

一方で、流産や死産は、非常に個人的なことであるから、フィリピンでは社会的問題にすらならない出来事であるようだった。それは女性自身も同様に捉えているようで、流産した女性たちに話を聞いた際も、「流産のことを他の人に話したのは初めて。友人にも話したことないのに。本当にこんな話でいいの？」と不思議がられたものだ。流産・死産の経験は、悲しく苦しい経験だが、「神の御意思」というキリスト教的解釈のもと、家族を除いては、誰にも話すことなく自分の中に押し込められた経験だった。中絶が生存権と女性の権利を対立軸にポリティカルな問題の中で常に論じられる一方、流産・死産の経験そのものは、あくまで私的な経験とされており、人口増加という経済成長と関連付けられた人口統計学的な問題以外で、社会問題として取り上げられたことはなかったのである。フィリピンで調査を進めるにつれ、調査開始以前に想定していたものと現実との違い、そして女性たちの流産・中絶の経験の語りにおける一括りにはできない多様なライフヒストリーは、私に多くの戸惑いと混乱をもたらした。

たとえば、フィリピン社会で違法行為とされる中絶に対し、罪の意識に苛まれている女性もいれば、中絶ではなく、続けて経験した流産に対して、より強い想いを抱いている女性もいた。彼女たちの話は、多様かつ複雑で、取り留めのないもののように思えた。そして、なぜ中絶は罪深い行為とあれだけ言われているにもかかわらず、実際の聞き取りの中では、違法な中絶や自然流産といった差異とは関係のない基準で、それぞれに固執した経験と固執しない経験があるのか不思議に感じた。こうした違和感は、フィリピンにおける違法・合法といった社会的規範をいったん脇に置き、妊娠期に起きた喪失という現象そのものを扱い、どのようにしてそうした現象が起こったのか、そのメカニズムを探究したいという考えに繋がった。それが〝「女性の意志」や「権利」という言葉から連想される「選択」〟を捉え直すという考えに至った背景である。

4　流産や死産の経験にみるつながり

「選択」を捉えなおすという視点を持つと同時に、もうひとつ、フィリピンの女性の流産や中絶の経験を考えるうえで考慮しておきたい点が、フィリピン社会において特徴的と言える「つながり」の諸相である。

フィリピンの女性たちの流産や死産、そして中絶の経験は、私の喪失経験と同様に、女性の身体単独に生じる悲惨な出来事である。特に中絶の場合は、フィリピンで違法行為に当たることから、それは非人道的行為として強い非難の対象となることは前述のとおりである。女性たちもカトリック的な解釈から自分が行った行為を罪とみなし、強い背徳観念を持つ者も少なくない。しかしながら、フィリピンでの妊娠期における喪失は、日本で語られる孤独で悲惨な経験とは、微妙にニュアンスの異なる様相を見せる。これについては誤解のないよう慎重に言葉を選ばなくてはいけない。流産や中絶のその瞬間は、誰にとっても自分一人で経験する孤独な経験である。しかしフィリピンにおいては、その前後、流産にせよ、中絶にせよ、そこには少なからず誰か、何かとのつながりが存在し、全くの孤独な経験ではないように見えた。

また、中絶行為に対する非難も、フィリピン社会の内側で浴びせられる言語的な行為であって、決して社会の外に放り出され、疎外され、見放されたうえで吐き捨てられる言葉であるようには見えなかった。フィリピンではまるで厳しい母親が、娘の行いを厳しく叱責しつつも、起こってしまった事態を受け止めるように、中絶の問題を語る場合もある。それは冨田江里子氏が綴る手記『フィリピンの小さな産院から』の中でも記されている［冨田 二〇一三］。冨田氏はフィリピンの最貧困地域で小さな産院を開き、さまざまな女性たちの出産に携わり、尽力している助産師である。著書のなかでも、中絶の問題は生命の誕生に立ち会う空間に断続的に影を落とす。しかし、それは冷たい孤独な様相ではない。中絶という非常にプライベートかつセンシティブな問題を、医療従事者であるとはいえ、他人がひとつの空間内において問答しあう。真夜中に診療所にやって来た中絶を希望する女性とのやり取りの様子は、冨田氏の説得も虚しく、最後は中絶を強行するという帰結に至るまで、凄惨な情景でありながら、複数の人や、もののつながりの中で展開される。

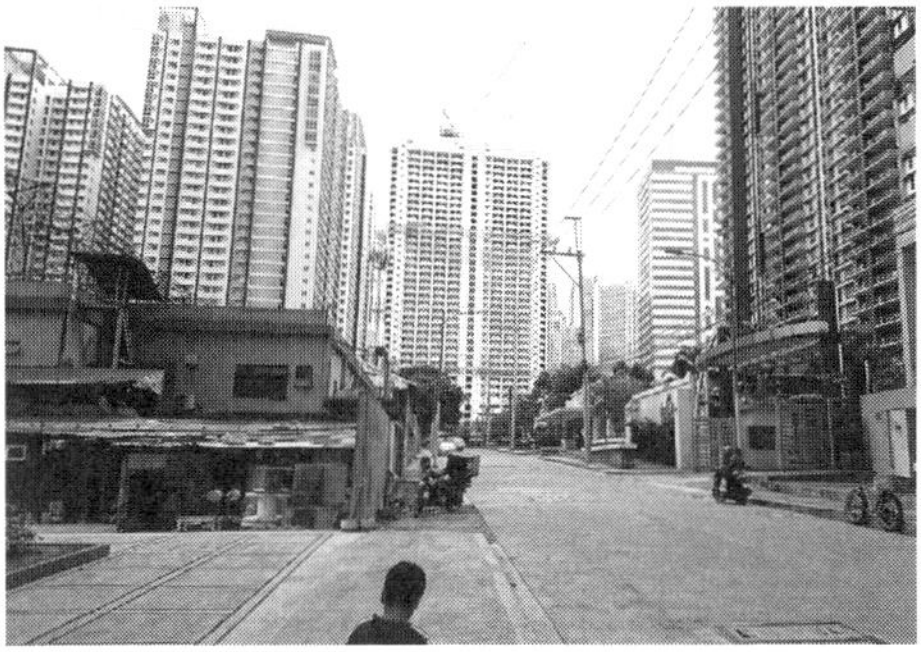

写真１　都市開発中のメトロマニラ首都圏

これは、流産や中絶という事象に特化したものではないかもしれない。マタニティ・クリニックでの診察の際も、男性が進んでクリニックの中に入ってくることは珍しく、大抵促されるまでは、入り口近くに置かれたベンチに座って何をするでもなく待っている。決して離れることはないが、直接的な積極的関与はしない。この、完全に孤立しているわけではない内的関与、あるいは「相互依存」と言えるようなつながりの関係は、フィリピンを表するときに用いられるものと無関係ではない。

フィリピン社会は、これまでもスペイン統治前そして統治時代、アメリカ植民地時代を経て、個人の能力よりも地縁や血縁といったつながりなど、「隣人」との相互依存関係が重視される社会として論じられてきた［Hollnsteiner 1961; 川中 一九九七、日下 二〇一三］。そうした社会関係が、流産や中絶の場面においても色濃く反映されていると言えるだろう。しかし一方で、グローバル化や新自由主義が浸透するにつれて、これまでの権力に対する日常的抵抗という倫理の共有によって維持されてきた共同体組織（モラル・エコノミー）に象徴されるような相互依存関係だけでは説明できない、個人主義的な存在、すなわち自律的な「善き市民」であろうとする国民意識の変容［日下 二〇二〇］が、特に流産や中絶を経験した一〇代の若い女性たちの認識において影響をもたらしていると考えられる。

このようなフィリピン社会における「選択」の見直しや、つながりといった社会関係を文化人類学の知見に基づき理論的に議論することは、紙幅の都合上、そして著者の力量不足のため限界があり、別稿としたいが、本書では、「選択」を捉え直して見えてくるもの、そしてつながりについて考察する。

まず、第一節では、フィリピンにおいて、女性の性と生殖に関する政策がどういった歴史的変遷を経てきたかを簡潔に紹介する。そして、第二節では、歴史的に政策立案において強い影響力を持ち、RH法制定の際にも強硬に反対したカトリック教会組織を紹介する。第三節では、教会団体という既存の権力組織に対抗する女性を中心としたアクティビストたちからなるNGO団体を紹介する。第二節と第三節では、外国人である著者が「中絶」というタブーな事象を研究することに対し、この対立するふたつのグループ（プロ・ライフ派とプロ・チョイス派）のそれぞれの立場・反応を示したうえで、それらのグループを介して実施したインタビューにおける、女性たちの流産や中絶の語られ方の違いを紹介したい。本書は妊娠期の喪失をテーマに、女性たちと信仰、そして多層的な社会関係や社会構造が複雑に絡まっている女性たちの喪失経験の結び目をほどいてみる一つの試みである。

一　フィリピンの性と生殖をめぐるポリティクス

1　リプロダクティブ・ヘルス（RH）とは何か

リプロダクティブ・ヘルスとは、直訳すると、「性と生殖における健康」であるが、これは、人間の生殖システムとその機能と過程のすべての側面において、単に疾病、障害がないというだけでなく、身体的、精神的社会的に良好な状態にあることを指す。したがって、リプロダクティブ・ヘルスは、「人々が安全で満ち足りた性生活を営むことができ、生殖能力を持ち、子供を産むか産まないか、いつ産むか、何人産むかを決める自由を持つことを意味する」〔UNFPA 1995〕と位置づけられる。このリプロダクティブ・ヘルスの概念は、一九九四年にカイロで開かれた「国際人口開発会議（ＩＣＰＤ）」で提唱され、二〇〇〇年以降「ミレニアム開発目標（Millennium Development Goals: MDGs）」、そして二〇一六年から二〇三〇年までの「持続可能な開発目標（Sustainable Development Goals: SDGs）」における目標の一つとして、「妊産婦の健康改善の達成」が掲げられ、リプロダクティブ・ヘルスへの普遍的アクセスの実現が求められている。貧困問題が深刻で、乳幼児と妊婦の死亡率が高かったフィリピンは、一九九四年のカイロ会議開催の当初から、リプロダクティブ・ヘルスの改善が求められる対象国のひとつであった。数の問題として議論されてきた従来の人口政策ではなく、個人のニーズや権利を重視した人口増加に対する対策を要する国際的な流れの中で、しかし、フィリピンではこのような国際的な傾向を受け入れることが、宗教的解釈から容易ではなかった。

2　フィリピンの母子保健と家族計画

そもそも「リプロダクティブ・ヘルス」という概念は、フィリピンのみならず世界的に見ても、聞き慣れない、不明瞭で複雑なものである［Dañguilan 2018, xxi］。フィリピンでは、これまでリプロダクティブ・ヘルスの問題は、母子保健の課題として捉えられ、政府の人口政策のなかの「家族計画・ファミリープランニング」が中心として論じられてきた。それがいつしか〝ＦＰ／ＲＨ（Family Planning 家族計画／リプロダクティブ・ヘルス）〟という異なる二つのプロジェクトを、一つの言葉であたかも同一のもののように表す言葉となった。家族計画とは、個人やカップルがいつ、どのくらいの間隔で、何人子供をもうけるか計画することを指す[1]。

フィリピンの人口政策としての「家族計画」は、マルコス政権下の一九七一年に設立された人口委員会（ＰＯＰＣＯＭ）の指導の下、人口抑制のため避妊具の配布などが具体的な政策であった[2]。しかし、一九八六年のピープル革命後、コラソン・アキノ政権（コリー政権）は家族計画の管轄を保健省（ＤＯＨ）に変え、その方針を大きく転換した。マルコス政権下では、第二次世界大戦後の旧植民地における高い人口増加率が、経済開発に負の影響を及ぼすものとみなし、急激な人口増加に対する方策としての家族計画であったのに対し、コリー政権下では、カトリック教会の強い影響を受けた、母子保健を目的としたものと変更した。家族計画を実践するため、教義に基づく親としての知識や責任といった教育を促し、望ましい子供の数や出産の間隔を選択する「カップルの権利」を尊重したのである。この傾向は、コラソン・アキノの息子、ベニグノ・アキノ三世が政権を取る二〇一〇年まで、保健行政の地方分権化が進むなかでも、大きく変更することはなかった。二〇〇〇年以降、母子保健政策において避妊の方法は、教会の意向を強く反映した、信仰に帰属する自己認識（セルフ・アウェアネス）に責任をゆだねた「自然な家族計画」がもっぱら推奨された［Demeterio-Melgar & Pacete, 2007］。この「自然な家族計画」は、子宮頸管粘液（いわゆる「おりもの」などを含む粘液）を観察することにより、月経周期において受胎能力の高い時期を予測するという方法であり、この手法のみがカトリック教会の認める方法であった。この結果、ＩＵＤ（子宮内避妊用具）やインジェクション（腕に挿入する避妊用具）、ピルなどの避妊方法は、「不自然なもの」と認識されることになる。

こうした認識は人々にも浸透している。大学でよく雑談していた教授秘書のエミリは、私の研究内容を知っているためか、大学の前にクリニックに寄ってきたことなど報告すると、「私は、避妊はしないの。だって、子供というのは神の御意志でしょう?」と度々話してくれた。当時の私は、脈絡のない突然の告白になんと返事していいかわからず、まごつくことが多かった。しかし、今思い返すと、彼女の告白はまさに現在クリニックで可能となっている避妊法に対するアンチテーゼであったのではないかと思う。私は定期的に小さなマタニティ・クリニックに通っていたが、そこでは出産後すぐにインジェクションを腕に注入する女性を頻繁に見かけた。エミリは子供が娘一人であり、どうしても男の子が欲しかった。そうした思いが尚更、クリニックで行っている避妊の「不自然さ」を彼女の中に際立たせたのかもしれない。確実に、クリニックとの行き来を通して見てきた避妊の様子と、彼女の告白に感じた私の違和感こそが、避妊に対して二分された思想があるフィリピン社会の様相を表していたとも言えるだろう。この分断された認識は、二〇一二年に成立したリプロダクティブ・ヘルス法（RH法）によって、より人々の意識に上るようになったことは間違いない。では、この法律が成立することで具体的に何が変化したのか、そして何が問題となっているかについて、以下簡単に紹介する。

3　RH法制定後の混乱とその後

二〇一二年に採択されたRH法は、いかなる状況下であっても、中絶を違法にする他の法律を変更するものではない。あくまで中絶に伴う合併症の予防と管理、そして流産や中絶の後にケアを求める女性の人道的なケアを義務付けた法律である。この法律の成立を受けて、フィリピン政府は、公費負担による無料または低価格での避妊方法を全国の保健センターや民間のクリニックで提供をはじめた。同時に、政府から、公立学校で性教育を実施したり、コミュニティの保健オフィサー向けに家族計画についての研修・訓練を提供することも求められることとなった。

今まではカトリックの教えのもとでは難しかった避妊方法の選択肢が、法制化され公式に保障されたのだ。これにより、望まない妊娠の予防のための避妊方法の選択肢の拡大、入手可能性の拡大、そして若者に対する性教育の推進、政府の保健担当者の実務研修などが可能となった。しかし、統計的に見ると、そうした避妊の選択が十分に浸透しているとは言えない状況も見えてくる。

二〇二一年のフィリピン統計庁の報告書によると、フィリピンでは、約一六七万人の出生者数のうち、五四%に当たる約九一万人が婚外子であった。一〇代の女性の出生率に関しては、一五～一九歳の女性全体の約一〇%が出産していると報告されている［PSA 2021］。また別の報告書では、毎年約六一万件の安全でない中絶が行われていると指摘されている［Hussain & Finer 2013］。このことから、一〇代の妊娠、望まない出産、そして中絶は依然として大きな社会問題であることがわかる。一方で、フィリピンの避妊普及率の現状は、一九九三年からの既婚女性のみの普及率の経過を見てみると、比較的近年の二〇一三年から二〇一七年までの間でも、全体でわずか二%しか増加しておらず微増である（図1）。既婚／未婚女性別の避妊普及率に関しては、二〇一七年では生殖年齢（一九～四五歳）の既婚女性で五五%、未婚の女性で二三%と推定された［PSA & ICF 2018］（図2）。これは、既婚女性の四五%がいかなる避妊法も使用しておらず、未婚女性の場合は、六七%が使用していないことを指している。また、使用者の伝統的・近代的避妊法別の割合を見てみると、既婚女性は約七割強が近代的手法を用いているのに対し、未婚女性の半数以上が伝統的手法のままであることがわかった。婚外子での出産が半数以上と高く、既婚・未婚女性ともに半数近くが避妊をしていない。避妊をしていても、未婚女性は旧態依然とした手法のままだ。このように避妊法を使用している女性も、避妊をしてもその方法を選択する意識の高さの度合いは、未婚／既婚であるかという点に加え、伝統的手法（月経周期に基づく観察方法）と近代的手法（ＩＵＤやインジェクション）とで大きく異なることがわかる。実

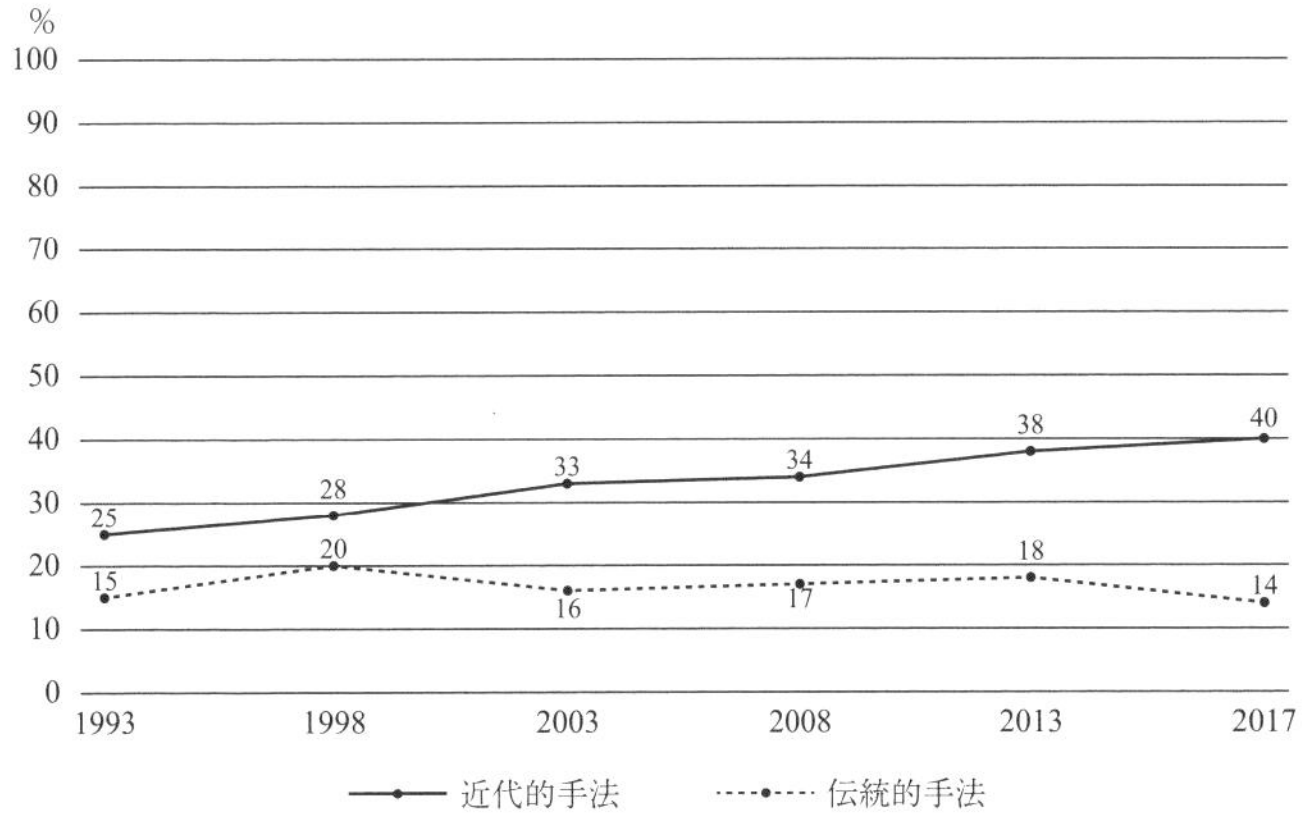

図1　既婚女性（15 ～ 49 歳）の避妊普及率の推移
（出典：フィリピン国勢調査　避妊普及率）

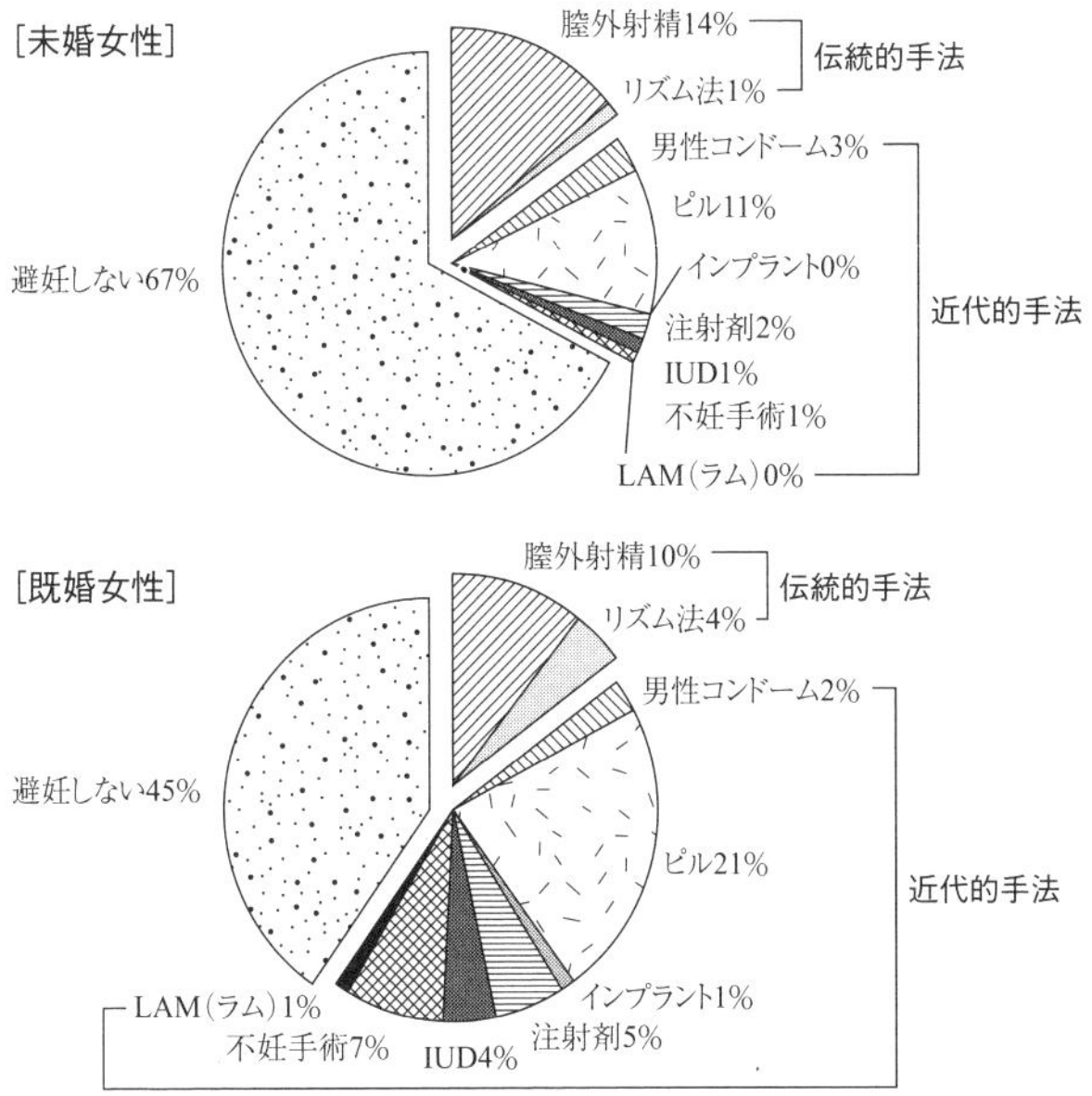

図2　未婚／既婚女性別避妊方法の割合（2017 年）
＊ LAM（Lactation Amenorrhea Method）は授乳性の無月経を利用する方法
（出典：フィリピン国勢調査　避妊普及率）

際にクリニックで話をしていても、近代的手法で避妊をしていた既婚女性ははっきりと「もう妊娠はしたくない」という強い意志があったが、そうした意志を、伝統的手法を使用する人も同程度に持ち合わせているとは考えにくい。未婚女性のなかでは、経口避妊薬（ピル）を使用していると避妊に対する意識が高い人（一一％）もいたが、多くの未婚女性は膣外射精（Withdrawal）を避妊法として使用している人が一四％と最も多い。以上のことから、また図2でも明確なように、避妊法としてはリスクの高い伝統的な避妊方法の使用が未婚女性の間では依然として高いことがわかる。なぜ、このように近代的避妊法の普及率が低いのだろうか。それは、ＲＨ法制定後に見られた教会側の抵抗から始まる混乱と無関係ではないだろう。

ＲＨ法が成立した後、キリスト教関連組織は二度異議を申し立てている。一度目は、翌年すぐにＲＨ法案反対派（つまりプロ・ライフ派）の一五人の弁護士集団によって「ＲＨ法は違憲である」とし、最高裁において争う姿勢を見せた。結果的に最高裁はＲＨ法を支持するも、今度は先ほどの弁護士集団の一人が所属をしている宗教組織が二〇一五年に食品医薬品局（the Food and Drugs Administration：ＦＤＡ）に、五一の避妊薬が中絶に繋がる可能性があるものだと主張し、再認証の申請をした。これにより、高等裁判所はＦＤＡに五一の避妊薬すべてに一時的差止命令（temporary restraining order：ＴＲＯ）を出し、実質的に使用不可となっていた。ようやくすべて再認証され、使用可能となったのは、二〇一七年の一一月になってのことだった。つまり、避妊に関しては、法律が制定後の五年間は避妊の選択肢が拡大することが許されなかったということになる。二〇一七年に最高裁がＴＲＯを取り消し使用可能となった背景には、政治的権力がベニグノ・アキノ三世からロドリゴ・ドゥテルテへと移行したことと関連している。アキノ政権時（二〇一一―二〇一五）は、フィリピン政府は「すべての国民、とりわけ貧困層や僻地の住民など不利な状況におかれた人々が、過大な経済的負担をこうむることなく保健サービスを公平に受けられること」を目標に、ユニバーサル・ヘルス・ケア（Kalusugan Pangkalahatan）を国家保健政策の理念とし、「ミレニアム開発目標（MDGs）」の達成を促進した。ドゥテルテ政権が二〇一六年に発足すると、「すべての健康のために！　すべての人の健康に向けて（All for Health! Towards Health for All）」をスローガンに、新国家保健政策（二〇一六―二〇二二）の中では、RH法執行の強化が目標の一つに掲げられている。RH法執行の強化は貧困問題対策の一環として、ドゥテルテ大統領が掲げる社会経済一〇課題（10-point SocioEconomic Agenda）の一〇番目にも挙げられている。これにより、貧困層への避妊薬の無償提供などが可能となった。

ドゥテルテ政権下のフィリピンは、前政権と比較しても、また近年メディア等で報じられる過激な言動からしても、フィリピン・カトリック司教協議会（Catholic. Bishops'Conference of the Philippins　通称：CBCP）をはじめとする、キリスト教系宗教団体とは距離を取っていることがわかる。現段階では、RH法に対し起こした宗教団体の働きかけは苦戦を強いられている。こうした現在の潮流は、これまで女性の権利を主張してきたプロ・チョイス派の間では、好意的態度あるいは静観している状態とみられる［Collantes 2018, Natividad 2019］。しかし、政策はあくまで二〇二一年までのものである。これまでの家族計画が二転三転するフィリピンの歴史を見ても、今後も避妊の選択が維持される確証はどこにもなく、フィリピンにおけるリプロダクティブ・ヘルスは、常に政治的な問題を孕み、宗教観念と密接に関わりあい、人々の道徳的価値観を揺さぶる言説を纏った事案となっている。政策転換の歴史と避妊普及率との相関関係は今後見えてくることかもしれないが、今言えることは、リプロダクティブ・ヘルスにおける女性の実践は、生殖をめぐって女性が自らの身体に対して考慮する生の様式ではなく、社会的なアジェンダを提示するような選択的行為となってしまっているかもしれないということだ。

ここまでフィリピンにおけるリプロダクティブ・ヘルスの概況を見てきた。次節では、二〇一七年調査当時も根深く存在していた対立する、プロ・ライフ派とプロ・チョイス派の組織において、実際のところ女性の生殖にまつわる問題（中絶や避妊）にどのような考えを持っていたのかを紹介したい。そして、それぞれに属している女性たちの語りと対比しながら、各組織が掲げる理想とは必ずしも同質のものとは限らない女性たちの物語を紹介できればと思う。

二　宗教解釈に基づく罪（Sin）としての流産と中絶

1　RH法に反対した宗教団体

「あなたの研究計画は、フィリピンらしさに欠けている。もっとフィリピンの文化的特徴を組み込んだ研究計画にするべきよ」となんとも厳しい助言をくれたのは、私が当時所属していたフィリピン大学の構内にあるフィリピン大学出版会（通称：UPプレス）で編集の仕事をしていた友人である。自分の経験をきっかけに研究を始めた身としては、フィリピン社会に理解の少ない点は否めず、かといって何が「フィリピンらしさ」なのかは不明であった。調べていくなかでわかった「フィリピンらしさ」は、先に述べたように、フィリピンの人々のコミュニティ内における「隣人」的な相互依存関係が、社会構造を形成する特徴の一つであること。そして、強者と弱者の階級的社会があり、弱者である人々が権力者（パトロン）に対して十分な返礼が不可能な時に抱くとされる、ウタン・ナ・ロオブ（Utang na loob）と呼ばれる内的負債、恩義に類似した感情があること。そして、この感情は、上下関係があろうとも互いに義務を負う双務的な関係だが、階層的には非対称的な関係性において生じると言われていること。さらに、内的負債だけでなく、非対称的な関係に対し、弱者が十分に恩義を返せない、あるいは認められないといった時に感じるヒヤ（hiya）と呼ばれる「恥」の感情や、パキキサマ（pakikisama）と呼ばれる相互扶助をすることを良しとする考えなども「フィリピンらしさ」を表すものとして知られている。しかし、そうした「フィリピンらしさ」は、リプロダクティブ・ヘルスをめぐる対立とは無関係であるように私は感じた。フィリピンのリプロダクティブ・ヘルス法案（ＲＨビル）をめぐる論争の構図は、アメリカで初めて裁判にて人工中絶が合法と認められた一九七三年の「ロー対ウェイド事件」を発端に生じる、女性の堕胎の権利（プロ・チョイス）と胎児の命の権利（プロ・ライフ）の二つの相対する主張をめぐる社会的運動と一見すると重なり、フィリピン特有の事象のようには見えなかったためだ。

しかし、このＵＰプレスの友人こそが、キリスト教的「隣人」思想とコミュニティ内におけるフィリピン的なつながりとが中絶に対する女性の認識に寄与しているかもしれないことに気づくきっかけをくれた人だった。彼女は、プロ・チョイス派との交渉は難しいだろうから、プロ・ライフ派のＮＰＯ団体「プロライフ・フィリピン財団」（写真2）に話を聞きに行くといいと、アポイントメントまで取って紹介してくれた。

プロライフ・フィリピン財団が、ＲＨ法をめぐって対立したグループ組織の一つであり、また中絶した女性たちの保護や、生まれても身寄りのない子供たちの世話をしていると聞いて、これはまたとないチャンスだと私は内心高揚した。しかし実際にプロライフ・フィリピン財団を訪れると、そこはホームページの紹介にあるような大きな活動を行っているようには見えなかった。二〇一八年に訪れた当時、プロライフ・フィリピン財団にいたスタッフは事務の女性と理事の二人だけで、併設された図書室と事務室を管理していた。ケソン市の閑静な住宅街に入る通りの丁度手前にある、大きな木がいくつか茂る比較的広大な敷地の奥まった場所にそれはあった。カウンセリングの様子や内容を伺えることを期待していた私は、その閑散とした施設の様子に一抹の不安を覚えた。そして、一節で述べたようなＲＨ法制定までの経緯に思いを巡らせているうちに、ふと芭蕉の「夏草や兵《つわもの》どもが夢の跡」の句が思い浮かんだ。同時期に訪れていたプロ・チョイス派のＮＰＯ団

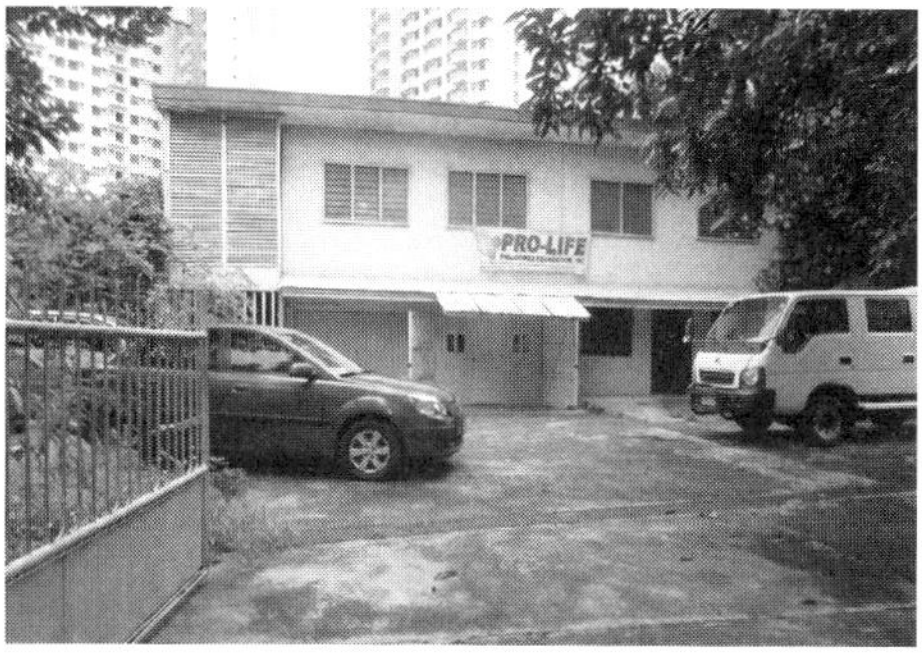

写真2　プロ・ライフフィリピン財団

体の事務所の活気と比べて、この施設の様子が静寂を帯びていたが故に、論争に負けた後の姿を投影していたのだろうか。

プロライフ・フィリピン財団は一九七四年にシスター・ピラールを中心に、望まない妊娠をした女性たちを救うべくシェルターを作り、中絶という選択をさせない教育や無償の妊娠テストキットの実施、無料電話相談などを行っていた。財団スタッフによると、ケソン市内に移るまでは、実際のカウンセリングプログラムなども行っていたが、移転した現在では、電話相談を受けたときに、他のNPO団体や教会関係機関のシェルターを紹介するなどの活動が中心となっていたようだ。調べたところによると、二〇一一年時点での資料では、シェルターはマニラ首都圏内に五五施設あった。その多くは教会系の団体で、医療機関が管理している施設もあった。日本の民間の女性シェルターが二〇一九年時点で全国に一一〇施設であることを考えると、マニラ首都圏だけでこれだけの数の団体があるのは驚きだった。各団体がある一定の年齢制限や提供サービスの限定を設けつつも活動している背景には、問題の深刻さと国家による社会福祉サービスが乏しい地域によくみられるNPOという多様な市民団体の存在を示していると言えよう。

2　プロ・ライフ派の思想

さて、プロライフ・フィリピン財団の理事に私がインタビューした時のことについて話を戻そう。RH法案において議論された人口増加と貧困、経済発展、一〇代の望まない妊娠など様々な問題点について、私が理事に考えを求めたところ、理事のリザリト氏は、根本的な問題については何も論じられていないと次のように批判した。RH法の正式名称では、「責任ある親（The Responsible Parenthood）」とあるが、責任を持たせるには、より多くの性に関する教育をすることが必要である。彼女たちが気にすべきは未来にどうありたいかより、どう妊娠しないで済むかだ。

そして、一〇代の望まない妊娠が増えていることに関しては、個人的な意見ではあるが、それだけ胎児の命が守られているということ、中絶をしないでいるということであり、昔ならきっと問題になる以前に秘密裏に中絶していただろうから、それに比べるといいことなのだ。

インタビューの間、私たちは信心深い国民性だとくり返し話すリザリト氏の、「胎児の命を守る」という一貫した主張は、個人的な意見と前置きしつつも、貧困問題や女性の権利より、中絶という罪の重さを念頭に置くからこその主張だと言えよう。こうした考えは決して彼一人のものではない。RH法に対するフィリピン・カトリック司教協議会（CBCP）の声明文においても、RH法は、「反生命（anti-life）」、「反神（anti-God）」、「反家族（anti-family）」、「反フィリピン人（anti-Filipino）」であると非難している点からもプロ・ライフ派の総意であることは自明である［CBCP 2003, 2010, 2011］。

リザリト氏は、どう妊娠しないで済むかといった、性に関する教育こそが大事だと言う。ここでいう性に関する教育とは何であろうか。フィリピンでのママ友との何気ない会話や雑談のなかでも耳にしたことだが、一〇代の女の子は無知だからすぐ妊娠するといった認識は共通してあるように思われる。さらに、避妊を許容してしまうと、性行為に対する無知のために、子供を産み育てる行為というより一種の快楽として男性と関係を持ってしまうことを危惧する者もいるという指摘もある［Collantes 2018: 14］。つまり、ここでの教育とは、性行為とは生殖のためであり、責任ある親としての認識が持てない場合は、極力そうした行いは避けるか、あるいは伝統的な避妊法を用いるといった、性に関する自己認識（セルフ・アウェアネス）の醸成ということではないだろうか。プロ・ライフ派にとっては、キリスト教の信仰と命を尊重するため、自己認識（セルフ・アウェアネス）の鍛錬こそが、女性の理想とされるのかもしれない。

3　罪を認め、償いの活動をする女性

それでは、中絶を行ってしまった女性たちは、自身の経験をどう理解するのか、或いは理解すればいいのだろう。ここからは私が参与観察することができたカウンセリングプログラムを過去に受けた女性たちへのインタビューを紹介する。

インタビューを実施した二〇一八年九月の時点でちょうど七〇歳を迎えるというジャスミンは、一〇代の頃から舞台を中心に女優をしており、現在も舞台女優に加え、ダンスの指導、ディレクターなどマルチに活躍している女性だった。彼女に会うため、マニラ首都圏の最南端の都市・ムンティンルパ市にある富裕層専用のコミュニティーゲートを抜けて、コミュニティ内を主に走るトライセクル（三輪タクシー）に乗り向かった（写真3）。五分ほど経つと、赤茶色のスペイン瓦屋根の平屋が見えてきた。それは近代的というより伝統的かつ懐かしさを感じさせる温かみのある家だった。彼女はそこで、後ろに日本の浮世絵が刺繍されたジーパンをはいて待っていた。「日本人の研究者だと聞いていたので、これを着たのよ」とあとで教えてくれた。当時の私は、インタビューをはじめたばかりで、彼女で三人目ほどであり、緊張していた。そんな私の様子を見て、妊娠がわかった時の気持ちについて聞いたとき「今のあなたのようにナーバスだったわ」と優しいトーンで話してくれた。その様子は、女優という職業をしてきたためか、今年で七〇になるとは思えない美貌を携え、どんな質問でも動じず堂々としていた。その穏やかな雰囲気に反して、彼女は「私は自由人だったの」と過去一一回の中絶を告白する。性に対して奔放であった若い時代、キャリアを優先して中絶したのだという。しかし、話していくうちに、徐々に社会的背景と既存の社会関係の中で苦しむ様子が見えてくる。

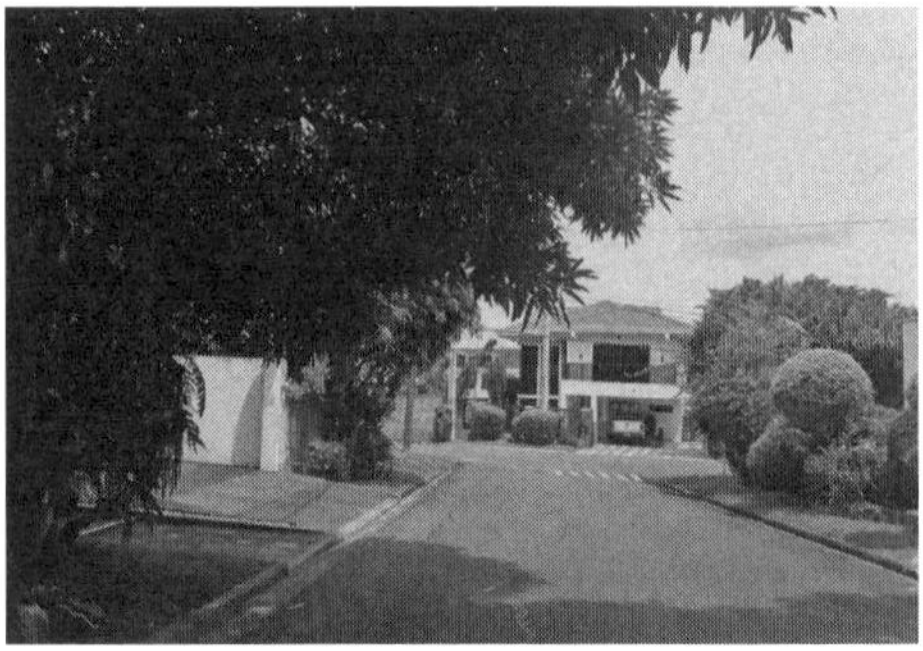

写真3　専用ゲートを抜けて富裕層エリアに入る

「私はナーバスでした。第一に私はカトリックの家系なので、婚姻なしに妊娠するということは受け入れられないものでした。次に私は女優でした。妊娠したら仕事がありません。どうして子供を生むことができるでしょう」

彼女の血筋は、歴史の教科書にも載っている、フィリピン人なら誰もが知っている曽祖父を持つスペイン系の超エリート一家であり、敬虔なカトリックである。その家族の中で、自分が「不用意に」妊娠してしまったことは、想像以上のプレッシャーに繋がったことだろう。

一方、自分のキャリアを捨てきれないというのは、変化する時代的背景と関係しているかも知れなかった。一九六〇年代後半から七〇年代に二〇代であった彼女は、その当時ニューヨークに仕事などで滞在する機会が多かったという。そこで彼女は公民権運動や女性解放運動などの社会運動が起きていた当時のアメリカの風潮を肌で感じていたかもしれない。好きな女優の仕事を続けたいと望みながらも、多くのしがらみの中で、望まない結婚をし、夫に伝える自由もなく、一人で貧困エリアとして知られるトンドに行き、四度の掻爬手術を受けた。この最初の夫との望まない結婚と妊娠、中絶の経験は、彼女に家族も夫でさえも誰も助けてはくれないという強い孤独感をもたらす。その後もアメリカで侮蔑と孤独のなか、現在の夫と結婚したのちも、誰にも打ち明けず一人で秘密裏に中絶を五回繰り返したという。彼女の中絶経験の話は時折曖昧なものであった。残りの二回の中絶やこれまで話した九回の経験に関しても、はっきりとは分からないことが多かった。はじめ「最初の夫と結婚する以前に最初の二回中絶はした」と話したが、途中から「詳しく全部は覚えていないの。ごめんなさい。でも、これはもう既に神に許しを請うたことだから、分かってちょうだい」と彼女の中で過去の告白によってある程度区切りのついた出来事であるようだった。彼女の中絶の経験はすべて、女優としてキャリアを築いていくプロセスと並行し、複雑に交差していた。

最初の妊娠は、舞台でグランジュテというバレエテクニックを用いたジャンプを一七回もしなくてはならないというプレッシャーとのせめぎあいの中で中絶という帰結を迎える。家柄、キャリア、プライドが孤独な状況のなか、自分の身体を犠牲にすることを可能とする。彼女は数年前に経験した脳卒中は、中絶を繰り返すなど自分の身体を大事にしてこなかったためでもあると解釈していた。

複数回にわたる中絶を彼女はカウンセリングによって、自己を見つめ直し、罪として認め、悔い改めることで、過去の出来事として受け入れている。宗教団体が以前放送したドキュメンタリー番組のなかで、彼女は中絶経験を贖罪として公表しており、今でも動画サイトで閲覧可能となっている。彼女は、画面を通してフィリピンの女性たちに中絶の罪深さを訴え、神への信仰によって救済された現在の自分の様子を伝える。もちろん、これ以上中絶する人を増やさないための啓蒙活動ではあるが、彼女の場合、カウンセリングを通して、あくまで女優という存在で新たに生まれ変わり、自らが人々に貢献できることを見出したのではないか。事前に倫理的配慮から、すべてのプライバシーは保護する旨を説明しているのだが、帰り際に「写真は必要ないの？」と尋ねる彼女は、やはり女優であった。

しかし、たとえカウンセリングを受けても、彼女のように過去の経験をうまく表現できる人ばかりではない。自分の罪を認めつつも、過去に男性から受けた裏切りや屈辱のせいでそうせざるをえなかった状況に対し、消化しきれない思いが次なる苦痛をもたらす場合もある。

4 マリアとジジの流産・中絶

ジジは「偶然」に出会った女性だった。偶然と思ったのは、私だけかもしれない。知り合いのカウンセラー、オルパ先生からインタビューを受けてもいいと言っている人がいると聞き、私はすぐその女性・マリアに連絡を取った。マリアは、「流産しか経験してないけど、いいの？」と言うので、私は研究の趣旨、中絶や流産の区別なく喪失経験として知りたいということを話して後日会うことになった。そしてマリアを訪ねた際に偶然に出会ったのが、ジジである。オルパ先生のカウンセリングは、初期の頃こそセレブが中心だったが、二〇〇〇年以降は中間層、近年では貧困層出身の人も参加するようになっている。マリアとジジは、中間層に位置する人たちで、それぞれ二〇〇六年と二〇〇七年にカウンセリングに参加していた。

インタビューはマリアの自宅で行われた。彼女の家はマニラ首都圏、マンダルヨン市のパッシグ川沿いに立ち並ぶ家の一角にある縦長の二階建ての家だった。夜七時ごろに向かうと、格子戸を抜けてすぐ左にある部屋に通された。夫婦で小さな薬局を営むマリアは明るく快活な女性だった。鍼灸を施術しているというその部屋では、丁度施術が終わったばかりの患者がお茶を飲んでいるところだった。それがジジだった。お祈りの後、開始したインタビューの中で、マリアは第六子を異所性妊娠（ectopic pregnancy）だったため、流産したと教えてくれた（図3）。続けて、マリアはジジには中絶した過去があると話した。このインタビューがオルパ先生の紹介ということ、そして彼女への恩義もあったのだろうか。マリアはおそらく自分だけでは不十分と判断し、気の進まないジジの施術日に合わせてインタビューの日を提示していた。開始当初、私はそのことを知らずにいたが、ジジに中絶の経験を尋ねると「実は私、すべてのことは忘れたいの。だから、思い出すのは難しい」と消極的な姿勢を取ったので、無理に聞くことはせず、マリアの話を中心に聞くことにした。

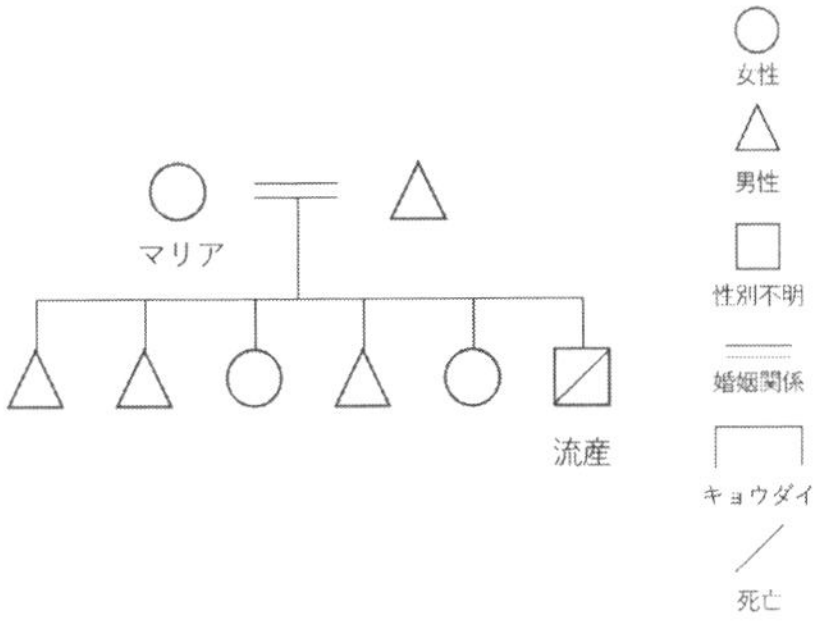

図3　マリアの家系図

マリアの物語は、まさに罪（Sin）の循環の話であった。自分の母親が過去に八回中絶していることや自分の罪がめぐり巡って自分の子供にも影響して

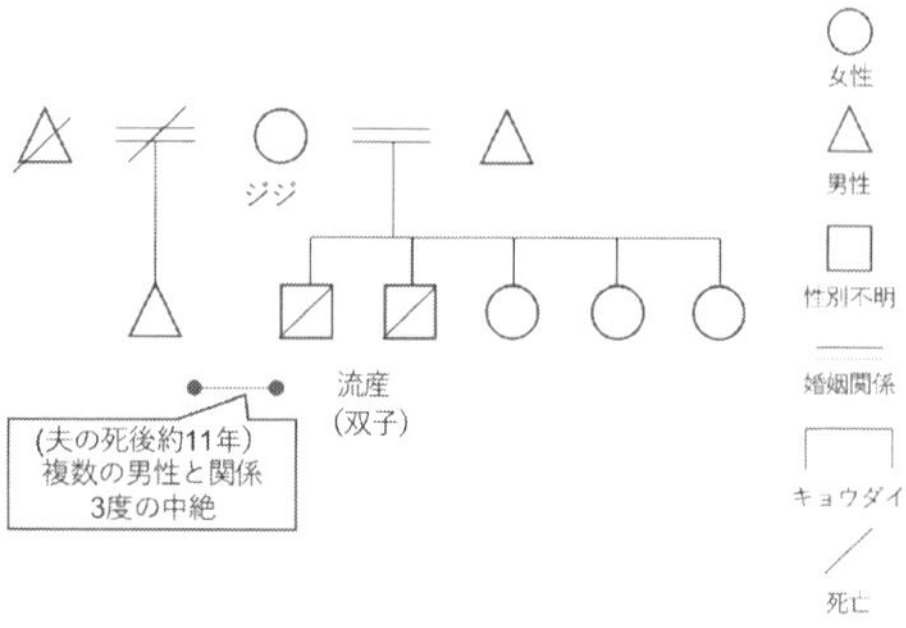

図４　ジジの家系図

いると解釈していた。マリアの二人目の男の子の妊娠は、経済的理由から以前働いていた日本に再び行き、エンターテイナーとして働くと決めた矢先のことで、望まない妊娠だった。しかし、「私はプロ・ライフ派だから」産むことにしたものの、生まれてからずっと離れず、いつも抱き着いてきた我が子の様子を見て、妊娠を喜ばなかったためだと解釈した。望んでいなかったことを子供が無意識に認識していて、そのために常に抱き着いてくるのだと。彼女によると、自分が望まなかったという罪を認め、許しを請うといつの間にか息子のそうした行為もなくなったという。こうした罪の告白を通して、次世代へと続く罪の連鎖を断ち切るというのは、カウンセリングにおける中心的な実践でもあった。

　マリアの、そしてジジの妊娠中の悪阻《つわり》や身体的感覚の変化、出産時の痛みの経験について聞いていくなか、ジジが昔の明朗快活な自分と現在の満身創痍の自分を対比する形で、中絶の経験について話し始めたのは、インタビュー開始から一時間を過ぎたころだった。高校・大学とバレーの選手で試合のために地方を転々としながら、第一子が妊娠五ヵ月の頃まで試合に出て、出産後も二ヵ月で復帰した頃のことを「とても元気で活発だった」と振り返ったが、その一方で、現在の彼女は若いときの反動のせいか、疲れ果てて半年以上も原因不明の頭痛が続いているという。彼女が、定期的に鍼灸施術を受けにきているのはそのためのようだった。次第にジジは、この「頭痛」の原因は、三度の中絶を行ったことに対して神が下した罰だと語りはじめた。彼女は、現在のパートナーとようやく出会い、望んで双子を妊娠したが、流産しており、その経験と長く悩まされる原因不明の頭痛が罰として下された、と解釈していた。そして彼女は今の、そしてかつてのパートナーや関わった男性について話すとき、「誰からも何の助けもなく、私一人だった」と乾いた笑いをした。一八の時に生き別れとなった最初の夫は最愛の人であったが、八〇年代、激化していた新人民軍（NPA）で山でのゲリラ戦に身を投じ、自分を置いて行方知れずとなってしまった。まだ若くして彼という自分の世界（mundo）を奪われた彼女は怒り、「すべての男に復讐するために複数の男性と関係を持つ」[3]ようになり、妊娠をしてしまう。その怒りは激しく、麻酔なしで行われた中絶施術も耐えた。これが彼女を強くし、ちょっとした痛みなら耐えられたという。時代に翻弄された彼女にとって、中絶もまた復讐であり、怒りの表明だった。彼女は「すべて忘れていない」と初めに話したことと逆のことを言った。記憶の解除は、押し込めていた感情があふれるきっかけとなったのである。彼女は神が、彼女が悔い改めた後も、流産や頭痛という罰を彼女に与えたのだと考えていた。しかし一方で、癒しも与えたのだという。このインタビューは以前参加したオルパ先生のカウンセリング・セッションのようだと言い、嗚咽とともに吐き出される「自分は本当は弱い人間だ」という告白を通して、頭痛から少し解放されたように思うと彼女は話した。

　ジジが何か言うたびに、すぐフォローや一言解釈を挟むマリア。二人のこうしたやり取りは、日曜日の教会で牧師が話していた「神は常に罪のうしろにいる（God is always behind sin）」というフレーズを思い起こさせた。マリアとジジは「神」の語を用いて、互い時に諌め、時に励ました。ジジは、プロ・ライフ派の求める、「胎児の命を尊重する」ということよりも、罪深き行為としての中絶というスティグマに苦しんでいたように見えた。教義への理解が深ければ深いほど、過去の行いが重い罪として圧し掛かり、虚勢を張り、誰にも助けを求めることのできない孤独と頭痛に向き合わざるを得なくなったのではないだろうか。しかし、ここでも神は、マリアという友人の理解を介して存在し、頭痛の苦しみから一時とはいえ解放しているように見えた。そうした様子がフィリピン特有の相互扶助《バキキサマ》の有様を示しているように見えた。

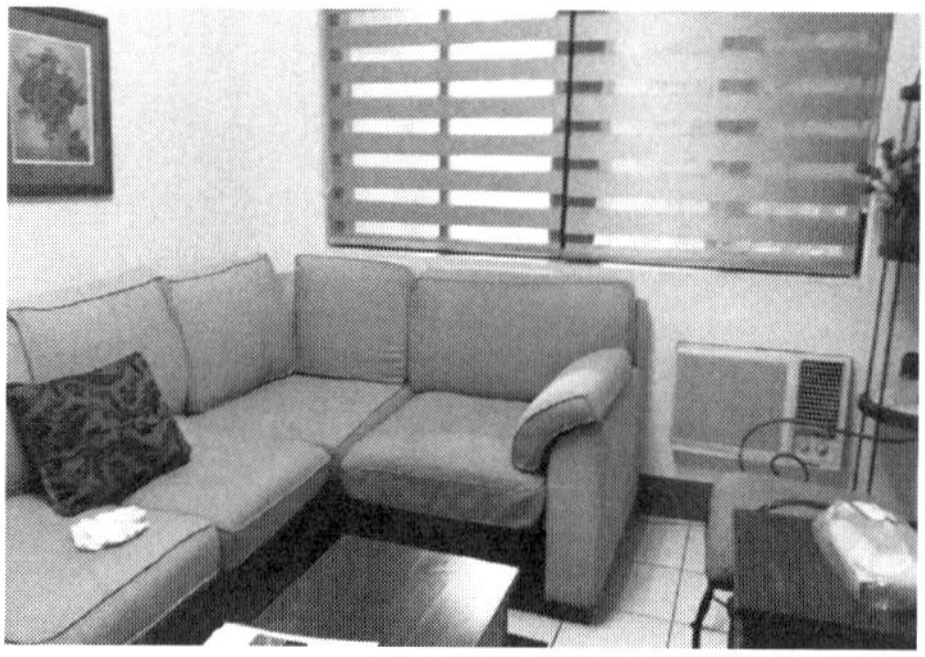

写真4　カウンセリングルーム

5　カルマを断つカウンセリング

フィリピンで行われていた実際のカウンセリングでは、宗教的解釈は薄れ、過ちの循環に重点が置かれていた。カウンセラーのオルパ先生によると、「すべてのプレグナンシー・ロス（流産・死産・人工中絶）は、それ自体単独で起こることはまずない。すべては過去に生じた虐待やネグレクトによるものであり、循《サイ》環《クル》なのだ」という。ネグレクトが多ければ多いほど、女性たちは中絶を繰り返し、中絶した女性たちは生まれた自分の子供に対してもネグレクトするようになる。そういう意味でサイクルなのだと。中絶と流産は全く同じではないと強く前置きしながらも、彼女は、流産においても、妊娠中にふと不安からよぎる「まだ子供はいらないかも」という思いが、中絶と同様のサイクルを生み出すという。そして、こうした中絶や流産を経験した後の女性は、往々にして乳がんなど生殖器官にガンを患うことが多いということも加えた。なぜなら、妊娠期間中の分裂や活動が活発する細胞が途中で中断されてしまうために、その力がうまく分散されずにガン化するからだ。

この説明は科学的根拠の弱い偏った考えであり、違和感を覚えずにはいられなかったが、経験者としては妙に納得させられる部分もあった。そして、まさにこれを真実として受け入れている人々がフィリピンでは少なからずいることもまた事実だ。フィリピンの人々のなかには、悪いことなどが起こった人に対して、それはカルマだと表現する人がいる。カルマはカトリックとは全く異なる宗教概念であるが、この教義を基礎としたカウンセリングが、既存にあったフィリピン的カルマの概念と呼応し、自然と受け入れられているのかもしれない。因果応報的な考えは、カウンセリング全体を通して大前提となっている。そして、最終的な目的は、自ら過去を振り返り、過去の過ちやトラウマを向き合うことでこのサイクルを断ち切り、新しく生まれ変わる（ボーンアゲイン）ことにある。そのことが明らかになるのは、初回のセッション後に課せられる「宿題（まさに彼女はホームワークといつも呼んでいた）」を通してだった。最初に参加者がしなければならないことは、家系図を書くことだった。家系図を通して、親族の中に虐待やネグレクトを受けたものがいるか、いた場合、それはどのようなものかを次のセッションでは一人ずつ話していく。過去に何が起き、誰との関係が引き金となったのかなど個人が自らの経験を再帰的に関わることがプログラムの主な目的なのだろう。そしてこの、「ボーンアゲイン」は、フィリピンのＯＦＷ（Overseas Filipino Workers）と呼ばれる出稼ぎ労働者層を中心に広まっているプロテスタント系の宗教団体である。カウンセリング参加者の多くは既にプロテスタントではあるが、このセッション自体もいわゆるローマ・カトリックからの「改宗」の実践の一環と言えるかもしれない。

カウンセリングは全部で三二セッションあったが、そのプログラムは、格別宗教的解釈を用いずとも、流産・中絶に対する罪の意識を認識させ、生まれ変わることで贖罪を促すようなプロセスとなっていた。それは、もしかすると、避妊への自己認識というだけでなく、流産・中絶に対する罪という自己認識を促すものであるのかもしれない。

三　スラム街での流産・中絶の経験

一方で、マニラ首都圏にあるスクウォッターエリア（不法占拠エリア）での女性たちの宗教との関わりは、カウンセリング経験者に見られた罪の意識や「神」の存在といった認識とは違うものという印象を受けた。訪れた家々に、幼いイエスを表したサントニーニョ像やマリアの絵が部屋の一角に飾られていたことからも、信仰があることは自明だった（写真5）。おそらくそれは日本の家で神棚や破魔矢などが飾られているのと同じようなことなのかもしれない。私は、友人に以前「あなたはローマ・カトリックか」と尋ねたことがある。すると「名目上ね（nominal）」との答えが返ってきた。フィリピン人の八割がキリスト教であり、カウンセリングの人々とも話していたこともあって、無意識にたいていの人が信心深いという勝手なイメージを抱いていた私は、その言葉に少なからず驚きを覚えた。もっとも私が参加したカウンセリングプログラムはプロテスタント系の組織が運営しており、キリスト教のうち約一割がプロテスタントと言われるが、そのように改宗してまでプロテスタントになる人々の方が、信仰はより意識的な実践となるのかもしれない。「名目上」とまでは言わないまでも、より日常の実践のなかにある宗教観を保有する人々の流産や中絶の経験も知りたいと思っていた。そのためには、性と生殖にまつわる女性の問題に取り組んでいるNGO団体の協力を仰ぐ必要があった。

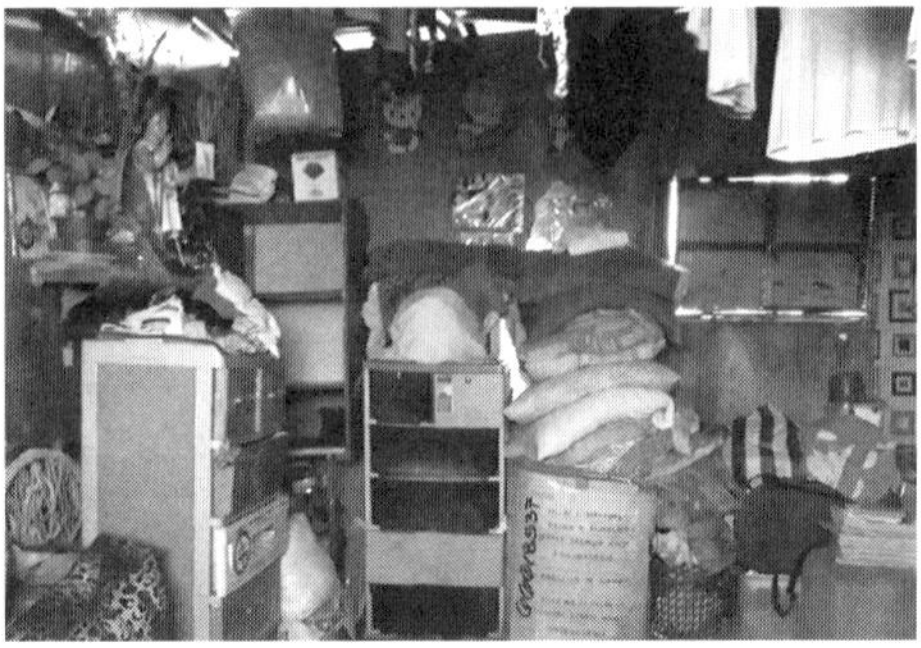

写真5　左上にサントニーニョ像が飾られているのが見える

本節では、スクウォッターエリアに住む女性たちの経験について論じたい。彼女たちの語りはこれまで紹介したような、キリスト教的解釈に基づく流産や中絶経験の語りとは異なる、社会的規範から逸脱した者としての罪や、苦しみがより多様な形容を帯びながら語られた。こうした語りを理解する一助として、まずは、女性たちと関係の深い、RH法においてプロ・ライフ派と真っ向から対立したNGO団体リカハーン（Linangan ng Kababaihan: Likhaan）について紹介したい。リカハーンはアクティビストとして政治的活動を行うほかに、貧困女性を保護し、さまざまな女性のための医療保健サービスも提供している。そうしたサービスを常日頃から受けている女性たちに協力を請い、スクウォッターエリアでのインタビューを実施することができた。彼女たちの、生活に浸透している信仰からもたらされる、流産や中絶の解釈よりも、それに関わった人々のまなざしと身体的経験が中心に語られる様子について、見ていくこととする。

1　調査を拒絶され続けた一年間

フィリピンに向かう前、私は京都で、NGO団体リカハーンの元代表であり、現在フィリピン大学社会福祉・コミュニティ政策学部長であり、女性学研究センターの前所長でもあるシルヴィア・エストラーダ・クラウディオ氏に一度お会いしたことがある。フィリピンで、中絶を含む「プレグナンシー・ロス」の研究をしたいとの想いを伝えたとき、彼女の反応は芳しくなかった。「中絶をテーマにしたものは難しいと思うけど、何かあったら連絡してください」と、それでも優しい力添えの言葉をいただいたが、その時から現地での調査を開始してしばらく経った後も、中絶を研究することの何がそんなに「難しい」のか、わからないままだった。

中絶がタブーであることは、十分に認識していたつもりだ。だからこそ、倫理的な問題やプライバシーの問題は十分に考慮し、説明したうえで慎重に進めた。実際、リカハーン以外では、既に紹介したプロ・ライフ派の人々に加え、少数ではあったが、他でも女性たちの話を聞くことはできていた。それゆえに、クラウディオ氏のいう「難しさ」が理解できていなかった。

私は、現地調査を始めてから半年ほど経ったころ、リカハーンへ調査許可を申請するため、研究計画書やアンケート案を提出した。しかし、研究計画は辛辣なほど批判され拒絶された。その後もフィリピン大学の人類学者や所属先のスタッフにいろいろと意見を聞いて何度も改訂し、メールだけでなく直接訪問して直談判や手紙の手渡しをするなど様々な手法で連絡を試みた。しかし、そうした試みも虚しく、いくら反応を求めても、なしのつぶてであった。この苦しい状態のまま一年が過ぎた。それは日本でクラウディオ氏が危惧した通りの様相で、まさに難航を極めていた。なぜ、こうも困難であったのか、当時の自分では気づけなかった。しかし今振り返ってみると、彼女たちにはどうしても守りたいものがあってのことだったのだとわかる。

2　女性の権利を求め続けて

リカハーンは、クラウディオ氏とジュニス・メルガー氏が中心となり、一九九五年にフェミニスト、政治活動家、地域の女性リーダー、医療従事者のグループによって設立されたNGO組織である（写真6）。パンフレットによると、リカハーンは、二五年以上の歳月を経て、今では七〇人以上のプログラムスタッフ、一三人の理事会員、そしてリカハーンが組織するコミュニティには八〇〇〇人のメンバーがいる。

リカハーンの理念は、設立当初から一貫している。それは、女性の権利を国やすべての地域において浸透させ、女性のエンパワーメントの強化や、対話、教育、そして変化を促す場所づくりを徹底することである。そのために、コミュニティ内にある様々な問題（望まない妊娠と母体の合併症、家庭内暴力、貧しい医療サービスなど）に関する意識を高める教育の実施や、ケソン市、マニラ市、マラボン市を含む七カ所にクリニックを開設し、避妊、出産前および産後のケア、出産などのサービスが無料で受けられる場所の提供をしている。実際にクリニックを訪れると、スタッフが忙しそうにホワイトボードに書かれたカレンダーの予定表をチェックしていた。「今からトランスジェンダーの人たちが抱える問題についてみんなで考える、ジェンダー教育のプログラムがあるの」と教えてくれた。カレンダーには、性教育やDVへの対策、避妊に関する情報など様々な教育関連のプログラムの予定がびっしりと書かれていた。また午前中には多くの女性たちがクリニックに並び、診察を待っていた。これらすべての活動は、クラウディオ氏とメルガー氏らが地を這うような努力をして、少しずつ地道に築き上げてきたことの証だった。しかし、当時の私には、そうした苦難のプロセスを想像する力が欠けていた。

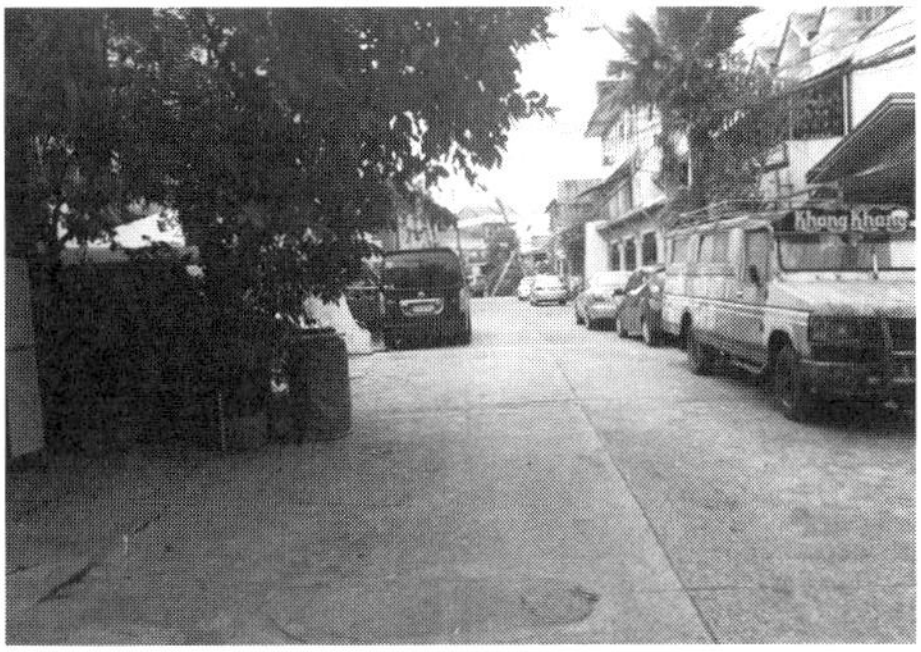

写真6　リカハーンへ向かう道

私が主に連絡を取り合っていたのは、現代表であるメルガー氏だった。最初の時点で、彼女は私の研究計画において中絶経験者を対象とするのは間違いであり、調査地域も変更した方がいいとし、協力はできないと言われた。当初、私が提出した研究計画の中には、「母親と胎児の関係を理解する」という文言が研究目的の一つにあった。それは中絶した女性にとっては非情なものとみなされた。私自身も研究計画内容の詰めの甘さを強く実感し、そうした文言をなくすとともに、あくまでフィリピンの女性たちの生殖全般にまつわる事の調査として、女性たちの妊娠や出産に関する「知識」、「態度」、「実践」の三つの項目に分けて質問を設定していった。しかし、一度拒絶されて以降、何度連絡しても返事はもらえずにいた。

流れが変わったのは、他の調査が終盤に差し掛かったころだった。最後の挑戦と自分を奮い立たせ、思い切って再度メルガー氏にメールを送った。私はメールの中で、プロ・ライフ派の人々のカウンセリングに加わり、インタビューもできた、そしてクリニックでの参与観察もしてきたが、やはりプロ・チョイス派であるリカハーンの調査は必要だと考えていると伝えた。その上で、なぜ以前拒否されたか、その原因に関して、そして自分の権利として中絶を選択することに関しての、私なりの考えをできるだけ論理的に説明した。すると、それまで何の連絡もしてこなかった彼女から、すぐに会って話そうと連絡がきた。今度こそ拒絶されないよう、私はリカハーンの理事の一人にこれまでの経緯を話し、相談した。すると、彼女は開口一番「私は、プロ・チョイス派です」と断言するよう私に助言した。私は自分の考えがどうであれ、調査は中立的な立場のもと行うべきだと考えていたので、その提案に驚いた。質問票も同意書も問題ないと彼女は言い、ただ私の立ち位置が不明瞭であることが問題だと指摘した。助言を受け、プロ・チョイス派擁護の姿勢でメルガー氏と会ったが、その後も二ヵ月にわたって、具体的な質問票や同意書に何度も修正が入った。

彼女が気にかけていたのは、「出産」があたかも最終的な終着点として描かれていないか、そして「胎児《アンボーン》（Unborn）」という言葉を使用しているのではないか、という二点であった。彼女は、質問票に「アンボーン」という言葉を使ったことに対し、嫌悪感を示し、「アンボーン」はプロ・ライフ派が使う言葉だと言った。すべては私の無知からくるもので、恥ずかしいことこの上ないが、そのような失態を犯しても、メルガー氏は貴重な時間を割いて、不用意に女性が傷つかないよう配慮した調査ができるよう、向き合ってくれた。

フィリピンのリプロダクティブ・ヘルスにおける現状は、法整備や政治的側面からしてもプロ・チョイス派が優勢だが、これまでの歴史を見ればわかるように、いつまた教会側の権力が復活してもおかしくない。そんな不安定な状況のなかメルガー氏は、何がきっかけで今まで築き上げたものをなくしてしまうか分からないという危機意識を常に持ち、慎重に対応しているのではないだろうか。だからこそ、彼女は今も時間がある時は常に自室に籠り、女性たちの窮状を世界に訴えるための論文を書き続けている。

ＲＨ法案が通過するまでの記録を見ても、プロ・チョイス派は、女性の身体のケアや人口増加における貧困問題など、胎児ではなく、その周縁にある社会経済的問題に焦点を当て議論を展開してきた。なぜなら、それはすべて、女性の選択という権利を尊重する社会を実現するためである。それは、リカハーンの理念とも一致するものだ。貧困女性の潜在的力を信じ、正しい情報の提供、そして教育に力を入れているリカハーンは、女性の権利やエンパワーメントの強化を、フィリピンにおいて求め、守り続けている組織の一つなのだ。

このように高い理念、理想を実現するために弛まなく活動しているリカハーンの庇護のもとにある女性たちの流産・中絶の経験とはどのようなものなのか。それは、リカハーンの努力があってもなお、解消されることのない貧困状況や偏見、そうしたことだけに包摂できない、多様な関係の中で生じる苦しみを持つ女性たちの流産や中絶の経験であったように思う。

3　言葉にあらわれない苦しみ

リカハーンが管理する七つのクリニックのうち、私は、二つの場所でのインタビューの許可をもらった。クリニックは、不法占拠区であるスクウォッターエリア内にあるため、各クリニックのスタッフであるアテ・ミミとアテ・ネリー（アテは「お姉さん」の意）のどちらかが必ず同行し、私とリサーチ・アシスタントの三人で常に行動した（写真7）。場所は、インタビューイーである女性の意向に合わせ、自宅の時もあれば、リカハーンのクリニックなどの時もあった。アテたちが心当たりのある人たちに声をかけてくれたおかげで、最終的に、計六〇人の女性たちの話を聞くことができた。

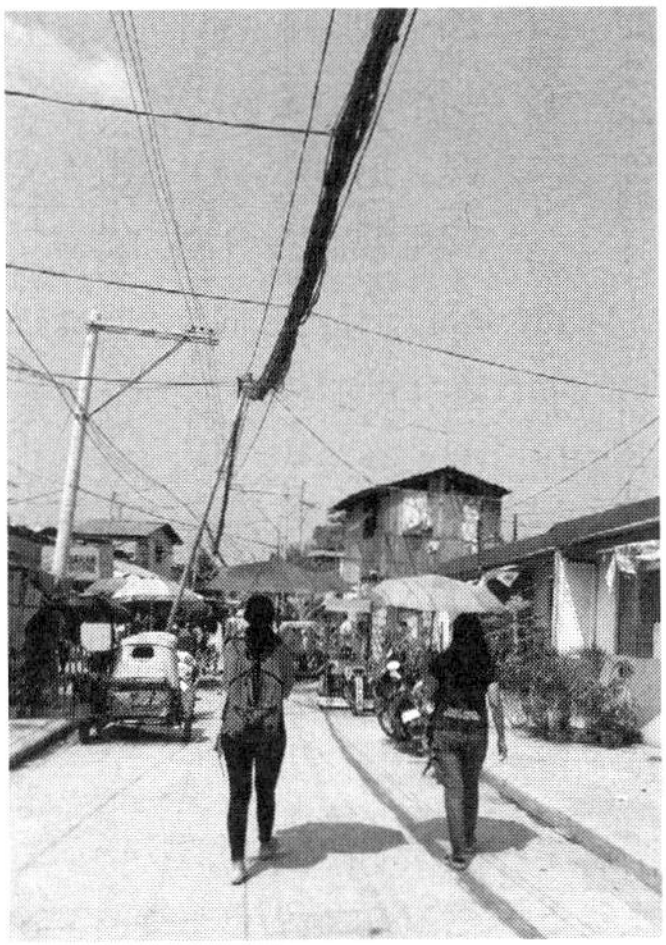

写真7　スクウォッターエリアへ調査に向かう様子

スクウォッターエリアでの調査は、プロ・ライフ派の人たちや今まで話を聞いた人たちと異なる様相を呈した。スクウォッターのコミュニティ内においては、皆誰が何をしたかを周知している。そんななか、部外者である私が、（外国人と認識されていたかは不明だが）そのコミュニティ内に入りインタビューするため、女性たちの中には周囲の人々のまなざしが気になり、恥の感情（ヒヤ：hiya）を抱く者も少なくなかったことだろう。話を聞く最初から最後まで、頑ななままの人もいた。私が最も印象に残っているのは、そうした怖さや苦しみといったものが、硬化した態度に現れている女性の姿だった。

三二歳のテレサは、初めて調査をした日の、二番目に話を聞いた人だった。最初の女性の話は、非常に興味深い内容であり、また女性の感じも友好的であったため幸先よく感じていた矢先だった。テレサが肩をすくめて身を縮ませ、膝を抱えて構えるようにして応じる姿は、彼女が打ちのめされている状況をそのまま体現しているかのように見えた。調査記録には、当時のテレサの様子が以下のように記されている。


「テレサ（仮名）は、痩せており、少し窪んだ目をした控えめで大人しめな女性だった。ブロックを積み重ねただけのような家の中に招かれ、二階に通された。屋根は一部未完成のようだ。二階の床はトタン板で組まれており不安定だ。踏み入れると床がたわむのが少しばかりの不安を引き起こした。急な階段は、大人でも注意しなくては降りられない感じなので、子供には危険なように感じた。二階に行くと、向かって左手に一〇代だろうか、長男がごろんと寝そべっており、後から小さい男の子が時折やってきておっぱいをせがむ。彼女はその都度飲ませながらも、インタビューに答えた。飲んでいる男の子の耳には一瞥しただけではっきりと分かるくらい耳垢がたまっていた。

彼女の宗教について詳しくは知らないが、あのように強く萎縮させてしまうほどの苦しみを与えるものがあるのか。彼女の苦しみがあの消え入るような声を、そして時に夫への非難の時だけ大きくなる声を出させるのを聴いていて、泣きたくなった。彼女には、将来の希望なんてものを聞くことを憚られるくらい、質問をするのが怖くなるとアシスタントの子が言っていたくらい、苦しみがにじみ出ていた」

（二〇一九年三月一二日インタビュー時のメモ）

一目で困窮しているとわかる生活空間において、テレサは正面を向くことなく肩をすくめたような姿勢で膝を立て座したまま、中絶は怖い経験だったと言葉少なに語った。そして、キリスト教のうちでも格段に教戒の厳格な新興宗教へ改宗し、その教えを学ぶにつれて、自分の犯した罪によって宗教的に大きな罰を、つまり「天国」へ行けなくなるという罰への苦痛に顔を歪めて、蚊の鳴くような声で話した。彼女の苦しみは、中絶行為に対してというより、夫に強要されたその中絶によって、「天国」に自分が行くことができないという教義に基づく解釈からもたらされたものであるようだった。一方で、自分にそのような行為を強要した夫に対しての非難とそれでもしがみつかざるを得ない窮状の訴えは、すぐ出たところにいる夫へ直接向けられ、自然と大きな声で発せられたもののように感じられた。

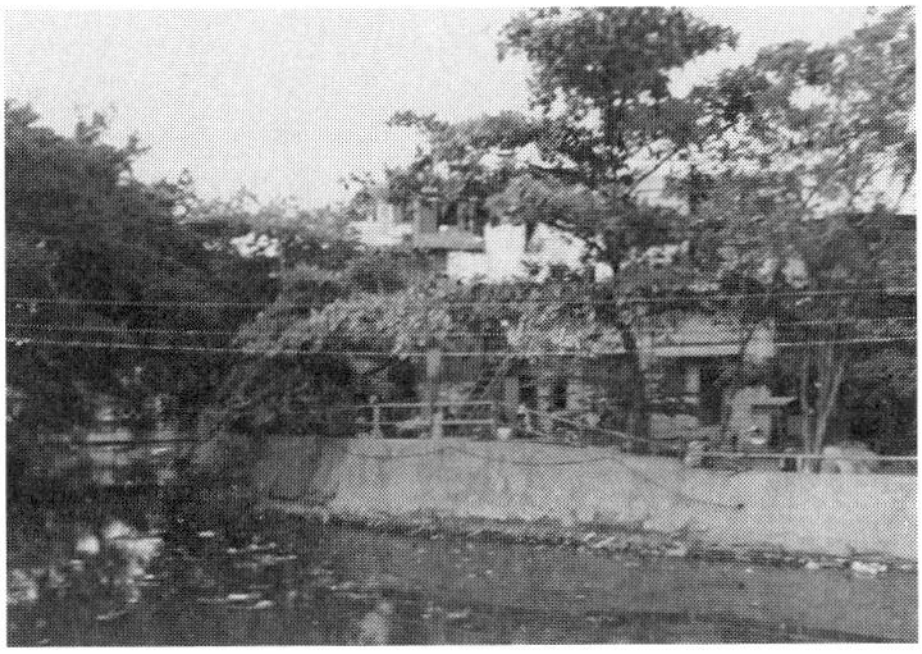

写真8　川を渡ったところにあるスクウォッターコミュニティ

今までの調査では、最初に強い拒否反応を示されても、徐々に打ち解けることも多かった。しかし、スクウォッターでの、最初から最後まで頑なままの態度を取り続けた女性たちの経験は、その有様からして言葉がなくても苦しみが見て取れ、こちらも苦しくなった。

先ほどの、テレサ以外にも、インタビューする前から委縮している女性として記憶に残っているのは五二歳の女性・マイカだ。クリニック内で既に待っていた彼女は、非常に怯えているように見えた。その姿からインタビューは中断になると予想された。しかし、予想に反して彼女は、若いころの中絶に関しては、ヒロットと呼ばれるマッサージを行う伝統的施術師（Manghihilot）のところで行ったことを、その経緯とあわせ驚くほど淡々と話した。その一方で、その後経験した流産の話題になると、無理やり笑顔を作りながら、「できるか、わからない」と言った。最初、私は何ができないのか、意味を理解できず困惑したが、「できない」とだけ言い、マイカは目に涙をいっぱい溜め、両手で遮るような仕草をした。その仕草で、彼女は、インタビューをやめるよう促していた。私たちはそれ以上、聞くことはしなかったが、その姿だけで彼女の流産経験に対する悲しみが充分に伝わってきた。

アテたちがどのような説明をして、テレサやマイカらにインタビューの協力を促したのかはわからない。しかし、あのように打ちひしがれた彼女たちがそれでも協力したのは、アテたち、そして何より常日頃からサポートしているリカハーンに対する内的負債（ウタン・ナ・ロオブ）のためだったのではないかと推測する。少なからず、日常的に相互依存の関係にあるテレサたちにとって、リカハーンに対する誠意のような気持ちからインタビューに臨んだのだろう。

ここでは六〇人すべての話を幾つかにカテゴライズしたり、数量的に分析したりすることは避けたいし、不可能だと思っている。そのため次項では、調査を通して見受けられたある傾向について話したい。それは、妊娠三ヵ月という区切りにおいてみられた流産・中絶の身体的な経験である。妊娠三ヵ月という期間においてみられた女性たちの流産・中絶の経験を通して、女性の「選択」という行為そのものを捉え直してみる。

4　妊娠三ヵ月の境界線

妊娠している時期のことを日本では、「十月十日《とつきとおか》」と言うが、フィリピンの場合はアメリカと同様に妊娠期間を三分割して、「妊娠初期の三ヵ月間」を第1三半期（first trimester）、「妊娠中期の三ヵ月間」を第2三半期（second trimester）、「妊娠後期の三ヵ月間」を第3三半期（third trimester）と呼ぶ。日本と同様に、フィリピンでも、三六週を過ぎると出産間近とみなされ、私が調査していたマタニティ・クリニックでは一週間おきに診察に来るようにと指示していた。しかし、三六週前の健診に定期的に来るという人は、家族計画をしっかりと立てそのために貯蓄してきたという夫婦や、職についている女性くらいで、臨月になって突然クリニックを訪れるという女性も少なくなかった。私のケソン市にある調査地では一般的に、最寄りの保健センターで妊娠四ヵ月頃から九ヵ月ごろまで無料の健診を受け、出産間近になってクリニックに訪れるというケースがほとんどだった。

ここでは、母子手帳に記入されていない空白の期間、つまり妊娠初期の三ヵ月までの第1三半期に満たない時期における女性の流産・中絶の経験にみられた一つの傾向について紹介する。私が話を聞いたスクウォッターエリアの女性たちの多くは、初期の頃に流産や中絶の経験をしていた。そして、女性たちの話を聞いていくなかで、その経験が流産であったのか、中絶であったのか、見分けのつかないような話に出くわすことがあった。彼女たちにとって、第1三半期の経験は、それが流産であるか、中絶であるか非常にあいまいであり、それゆえに、第1三半期が中絶をすることを決める期限としての境界線にもなっていることを意味している。

五二歳の女性・ジェーンの家についたのはもう日が暮れかけたころだった。彼女は、家の戸をあけ放ったまま、入ってすぐにある食卓用の椅子に腰かけて待っていた。私は中に入り、右側を見ると、ソファに息子らしい若い男が寝そべっていた。その彼を見ながらジェーンは、「子供がたくさんいたからね、（産むことが）できなかった（Di ko kaya）」と苦笑いとも、なんとも言えない表情で言い、「今じゃ大きくなって、こんなに怠けているけど」と皮肉を言った。

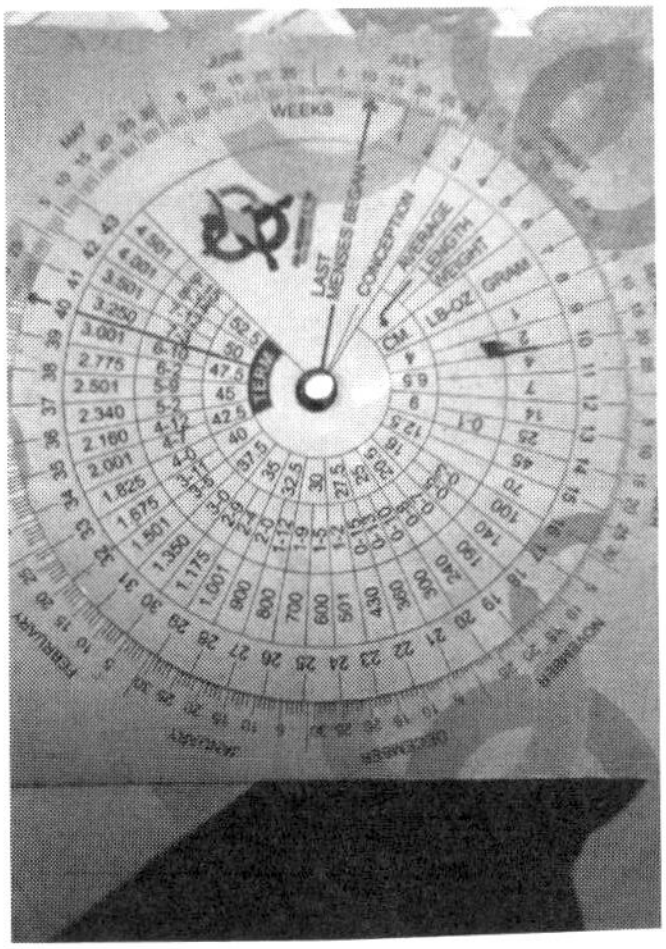

写真9　生理最終日から出産予定日を調べるツール

ジェーンの話は、流産と中絶の経験が非常に似通っていて、混乱するものだった。彼女が二一歳のころに流産し、その後二回中絶をした。流産の時は生理が二日来ず、気になったため、強いお酒として知られるエストラーダを五日間にわたって飲ん

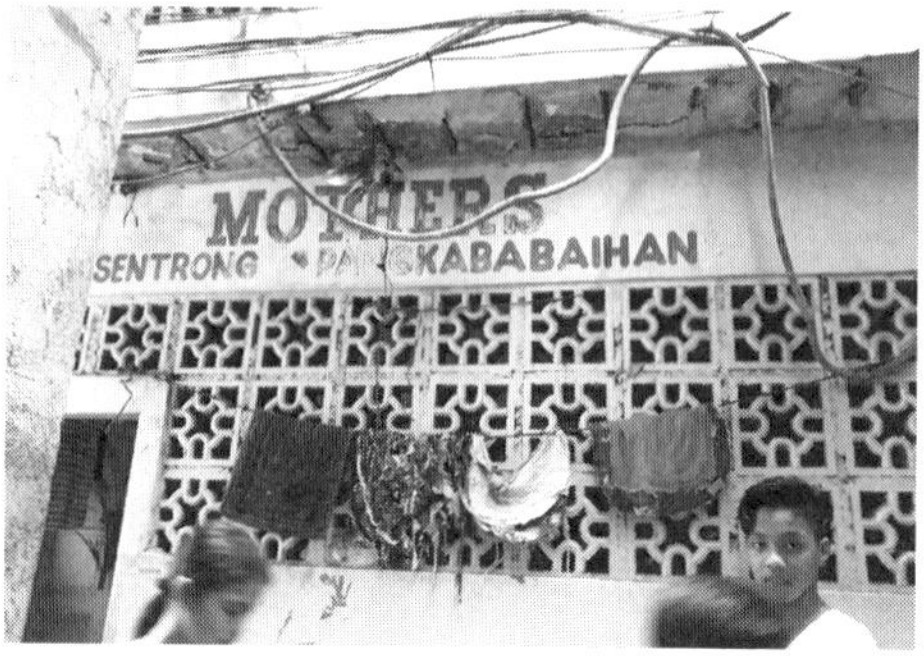

写真 10　初期のリカハーンのクリニックが今も残っている。

だ。そうすると、しばらくして生理がきた。このことを彼女は流産したと主張した。それからは二〇代で立て続けに二人の子供を産んだ後、リカハーンの援助を受け、約一〇年間は注入型の避妊器（インジェクション）やピルを活用し避妊しつつも、その間さらに二人の子供をもうけた。彼女は、当時から家のことで忙しく無職で、日雇いの建築作業員だった夫の収入だけで苦しい生活が続いたという。「教会に行っても、おなかが空くだけだ」と、とにかく日々食べることにも困っていた状況を彼女は訴えた。彼女は一定の年齢に達すると妊娠することはないということを知っていた。それゆえ、四〇歳になったときピルを飲むのをやめた。しかし、予想に反して妊娠していることに気づき、中絶をすることを決めた。この時、彼女は最初の流産経験においてとった行動と同じく、ひたすら強いお酒を飲んだ。しかし、何も起こらなかったので、サイトテック[4]とよばれる薬を購入した。

サイトテックは、スクウォッターエリアにおいて、中絶の一般的な方法として知られている。一番安易な手法とされ、妊娠二ヵ月から三ヵ月の間、つまり第1三半期に行われることが多い。フィリピンにおいて、非合法でありながらも「一般的な中絶方法」として周知されているのが以下のような方法である。まず、一度につきサイトテックを四錠用い、二錠はビールやコーラと一緒に服用し、残りの二錠は膣内に挿入する。数時間から一日後には、激しい腹痛を伴った出血が起こり排出される。期間は人によるが、約一週間から数週間くらい続く痛みと出血の苦しみを経て、一連のプロセスは終了する。

ジェーンの場合は、サイトテックは飲んだだけといい、痛みも生理痛みたいなもので、それほどの痛みはなかったようだ。四五歳での妊娠は彼女にとって信じられない出来事だったので、何度も「四五歳で妊娠するなんて」とくり返し述べた。そして彼女は、排出されたもののことを「まだ血だった（デュゴ・パ・ラン／Dugo pa lang）」と答えた。妊娠初期の三ヵ月間（第1三半期）に満たない時に、流産や中絶を経験した時、女性たちは、そのことを「デュゴ・パ・ラン」と表現する。タガログ語で「デュゴ（Dugo）」は「血」を意味する語である。それは、「人（タオ／Tao）」と明確に区別しているような表現であり、彼女もその表現を使った。それは、あたかも、胎児という人間に至る前のような存在であるという認識のもとで用いられているようだった。

こうした初期の流産や中絶において、「血」であったという言及は、フィリピンの女性たちだけに限ったことではないようだ。医療人類学者のイレーヌ・ゲイル・ガーバーは、フランスで一定の条件下のもと経口中絶薬として認可されているRU486を使用した女性たちの中絶の経験について分析している。ガーバーは、女性たちが排出されたものを「血の塊」や「重い月経」、胎児ではなく、卵子（eggs）と呼び、直接それを見るようになったことに着目する。ガーバーは、その「卵子を見る」行為が、中絶を行う女性の罪悪感や悲しみを強める一方で、卵の「死＝通過（passing）」を儀式的に捉えたり、困難な状況の結末をその目で確認したりするのを可能にするとした。そして、その目視が、女性にある種の安堵をも、もたらしているという。想像された胎児ではなく、血の塊という卵子にしか思えないものを目の当たりにすることは、むしろ女性たち自身のエンパワーメントを強めるものであり、同時に社会に対しても、女性の経験の重要性と権威を高めるようになったとする［Gerber 2002］。

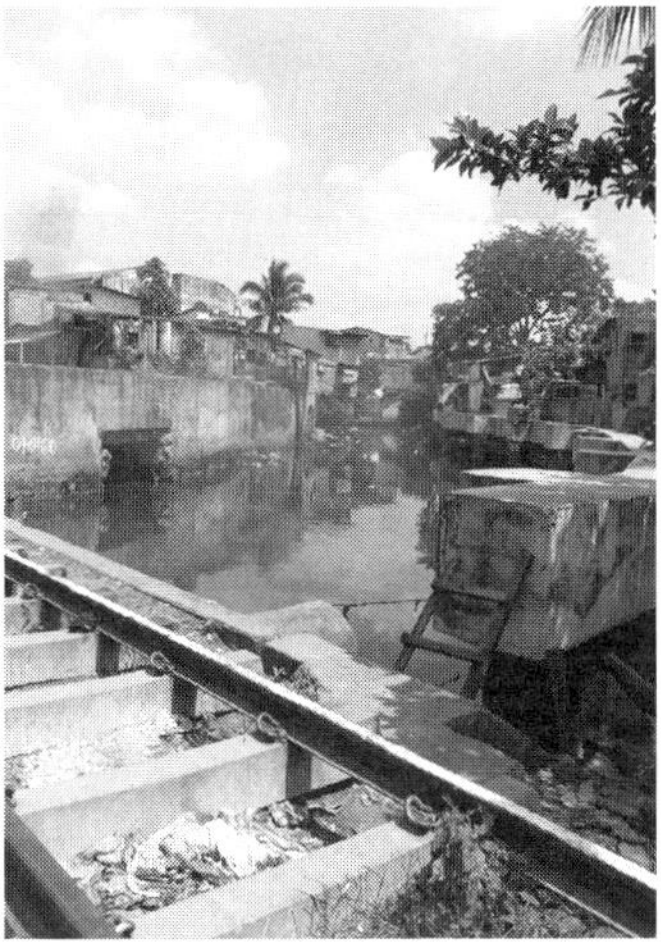
写真11　スクウォッター エリア

フィリピンの女性たちが、フランスの女性たちと同様に女性

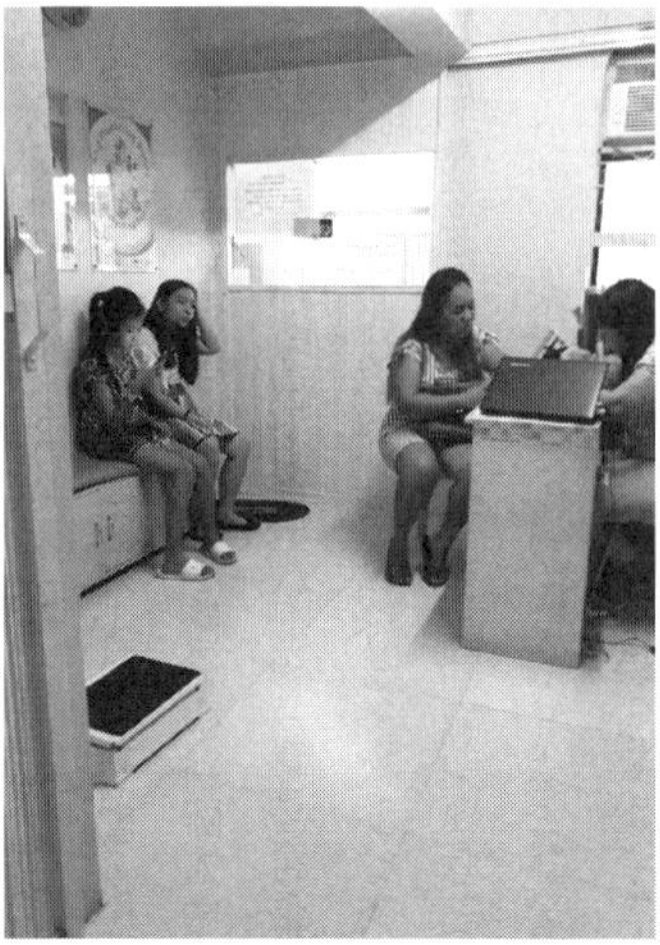

写真12　ケソン市の参与観察したクリニックの様子

のエンパワーメントを高めているかどうかについては、本書内で考察する余裕はない。しかし、確かに第1三半期において喪失した存在の認識は、胎児か、血の塊、あるいは卵子かは曖昧であったと思われる。流産、または中絶のときに、最初はどのようなことが起こり、何が排出されてくるのか、想像できないために強い恐怖にかられることになる。しかし、直接それを見ることによって、ある種の安堵が生まれ、そのことにより「まだ血だった」という発言に繋がるのかもしれない。

ジェーンの場合は、こうした「血《デュゴ》」をめぐる問題だけでなく、さらに中絶に思えるような経験が流産として語られるという経験をめぐる曖昧さがあった。彼女にとって、流産との違いは、中絶の時は、ビールやエストラーダなどのお酒を飲む以外に、サイトテックという薬を用いたことだった。この「お酒を飲む」という行為に関して、私は、ふとクリニックでの助産師と女性のやり取りを思い出した。ある時、私が受付の裏側で、クリニックのデータをまとめていると、女性がやってきて何やら相談していた（写真12）。耳を澄ましていると、どうやら生理がまだ来ていないことを心配しているようだった。それに対し、助産師は、「ビールを飲むと良い」と助言していた。後でこのことを助産師に確認すると、少し戸惑ったような顔をして「だって、生理が来てないっていうから。生理が来ないときはたまにそう言うの」と答えた。フィリピンの女性たちは生理の間隔については、伝統的な家族計画の浸透もあってか、非常に敏感で、生理が一日や二日遅れただけで、妊娠したと気づいたという話はよく聞くものだった。このような、クリニックでの助産師のやり取りを思い返してみても、生理が遅れているからお酒を飲むという行為は、ジェーンにとって、中絶の行為とは区別されるものであったとしてもおかしくない。

また、第1三半期における流産や中絶の経験は、あたかも一種の賭けのようですらある。リカハーンではないが、別のスクウォッターエリアに住む、友人の親戚にインタビューした時のことだ。アンリは、ジェーンと同年齢の五二歳の女性だった。過去に二回の流産と二回の中絶経験があり、二〇一八年時点で七人の子供がいた。彼女は、三番目の子供を妊娠したと気づいた妊娠二ヵ月の時に、薬とヒロット（伝統的産婆による堕胎マッサージ）で中絶を試みたことがあったという。しかし、結局試みは失敗に終わり、シェリーという女の子が産まれた。彼女は、中絶が失敗に終わった理由を、夫に知らせていなかったためと結論付けた。

はい、夫がそれを知らないと中絶がうまくいかないことに気付いたからです。どんなに一生懸命やっても、それは起こりません。シェリーの場合、私が（妊娠）二ヵ月で彼女を中絶することに決めたとき、私の夫はそれを知りませんでした。彼女は本当に私の子宮をしっかりと握りしめていました、彼女は手放しません。あなたが本当にそれ（妊娠）を中止するつもりなら、それはそれほど簡単ではありません。彼女ら（施術師）がヒロットを行うとき、それは苦痛です。赤ちゃんが本当に出てきたくない場合、それは本当に痛いです。どんなに（マッサージを）一生懸命努力しても、赤ちゃんが出てきたくない場合は出てきません。しかし、もし夫が知ってさえいれば、赤ちゃんが出てきます。しかし、夫が知らず、中絶を望まない場合は、どんなに中絶を試みても出てきません。それは本当に子宮につかまります。（二〇一八年一〇月二一日　アンリ（仮名）五二歳女性）

流産がわかったときや中絶しようか悩む時、女性たちの多くが、女性の母親、母方親族、パートナー、夫に相談し、助言を求める。しかし、アンリの場合、彼女の意志による選択の問題ではなかった。意志の所在が不明のまま、周囲の反応に基づく行動が常に先行していたようだ。シェリーを妊娠した時、アンリ自身の判断というより、彼女の母親や叔母の意見に従う形で中絶を試みた。その時、夫には知らせていなかったので、後にそのことを知った夫が、アンリや彼女の親族に対し、非常に怒ったと言っていた。その後、二度にわたる中絶は事前に夫の同意を得たうえで行われた。こうした事例から、彼女は夫に事前に伝えておくことの重要性を強調したと思われる。しかし一方で、彼女はシェリーの時に試みた中絶が失敗した時の気持ちを、「産んでいいんだと思ってうれしかった」と語った。

第1三半期における流産や中絶の経験は、それ自体曖昧かつ不確実性にあふれている。ジェーンやアンリの行為は、主体的な「選択」というには、あまりにも流動的であるように思われた。ジェーンの、生理の遅れをきっかけとした直感的行動の帰結である流産は、選択するという認識の手前の非常に曖昧な領域において経験されたことではないだろうか。アンリのそれは自らの意志に基づく選択というよりも、周囲に影響された、その場しのぎの行動であったといえる。不確実な要素を伴うからこそ、第1三半期における流産や中絶の帰結も、偶発的なものとして受け入れられるのかもしれない。

5　主体的に選択する若い世代

ジェーンやアンリなど現在中高年に達する女性たちの中には、中絶について「もちろん、それは私が決定（desisyon）した」というような表現を使う人もいる。しかし、その意味合いは、生活苦や他の子供のことを考え、他にどうしようもなくそうせざるをえなかったというようなニュアンスを伴った。しかし、二〇代の若い世代の女性たちの語りは、そうした苦しみを伴う様相は、全くと言って良いほど見られなかった。

二三歳のリサは、一七歳の高校生の時に望まない妊娠をし、中絶をした。インタビューの間、彼女は、言いよどむことなく、一貫して堂々としており、説明も理路整然としていた。「私はこれから学びたいことがたくさんあったし、まだ準備できていなかった。そのため親友に相談して決めた」と私の目を見てはっきりと話した。それは、これまで聞いたどの女性よりにもない姿だった。彼女は、すでに中絶に関する基本的な情報（例えば、キアポ教会周辺で薬を買うとか、コーラと一緒に飲むと良いといった情報）を十分に知っていた。それは、学校内での友達とのおしゃべりや、一〇代の時に子供を一人産み、その後中絶を経験した同居の姉から教わった情報だった。しかし、友人らからの情報を通して生じ得るリスクも知り、恐怖を感じた彼女は、一般的にはまだ知られていない方法を選択した。それは手動型の真空吸引法(5)で、従来の方法より、子宮を大きく傷つけたり、後遺症で妊娠しにくくなったりする恐れが少ないとして近年世界的に広まりつつある手法だった。友人の助言や、一九歳で子供を産んだ姉の困窮している現状と待ち受ける自分のリスクとを鑑みたうえでの、非常に主体的な選択だったといえよう。

リサは、妊娠九週目で、そのことを施術の時に初めて知ったと話した。そして、（もちろん無認可の）医師からは「血みたいなものだけど見てはだめだ」と、直接見ることは禁止されたという。リサは、生理が不定期だったため妊娠していた期間も分からず、また直接見ることもなかった。「施術中怖かったし、横になっている間は泣いていた」が、今では、痛みも「大したことない（keri lang）」と、若い世代特有の言葉で表現した。彼女の経験は、親友と母親しか知らず、姉は今も知らないままだ。

彼女の経験は、これまで聞いてきた女性たちの経験と大きく異なった。彼女の経験は、直接見ることも、また痛みもさほど長くは感じない経験として終わった。リサによると、実際の中絶よりも、する前の方が彼女に恐ろしい想像をもたらし、恐怖と後悔をもたらしたようだった。しかし、質問に窮することなく、戸惑うこともない彼女の姿からは、これまで見てきたどの女性とも違う、新しい世代の「選択」のあり方を示しているように思えた。それは、フィリピン社会特有と言われた従来の相互依存関係とも、友人とのパキキサマ（相互扶助）とも異なる、自律した主体的選択を認識した、現代的なフィリピン女性の様相であるといえよう。彼女は、大学卒業後、将来は海外に出てサービス関係の仕事につき、お金を稼ぎたいと言う。その想いは、現在のフィリピンの、新自由主義に基づく個人主義的な理想像を如実に表しているように見えた。しかしながら、一方で彼女の行為はたとえRH法が制定されいても、違法行為であることには変わりはない。当然のことながら、そのことはリサも自覚しており、もしボーイフレンドができたら、次は必ず避妊器具を着けると断言していた。このことから、リカハーンの性教育もまた着実に浸透していると言えよう。まさにこうした自由意思に基づく選択を堂々と話すリサの姿こそ、リカハーンが理想として求めてきた女性の権利や女性のエンパワーメントの強化の成果の一つの表れなのかもしれない。

おわりに

本書は、フィリピン女性たちの妊娠期における喪失を理解するため、流産だけでなく中絶という当該社会においてタブーな事象の調査に挑戦し悪戦苦闘した、私の留学体験を記したものである。この調査は特に流産や中絶を経験した女性たちの語りや言葉にならない想いに注意を向けることで、中絶を女性の意志や選択の有無の問題として措定し、フェミニズム的な枠組みにおいてのみ中心的に論じられてきた問題を別の側面から見てみるという挑戦でもあった。それは、流産・中絶という出来事を、女性たちを取り巻く多層的な社会構造と社会関係から派生した現象、つまり女性たちの子供の頃からの親族関係や過去の出来事から連綿と続いてきたものの帰結として理解するということだった。多様かつ複雑な流産や中絶において、宗教団体や親族ネットワーク、エリア内のコミュニティやNGO団体とのつながりが、旧来の社会階級的な側面を残しつつも、相互依存・相互扶助という形で存在している様子が認められた。プロ・ライフ派では、信仰という形でつながりが見られ、スクウォッターエリアでは、リカハーンへの内的負債的つながりだけでなく、依存という形であっても、家族や子供たちが常に傍らにある一種のパキキサマ的なつながりも見られた。

私にとって、女性たちの語りや言葉にできない姿は、中絶という選択の、責任や意志をめぐる問題において等閑視されてきた側面、すなわち規範から逸脱した存在の苦しみ（サファリング）や被傷性（ヴァルネラビリティ）を浮かび上がらせるものだった。被傷性は、もともと「私たち自身は他者に晒されている存在で、傷つきうる存在であること、そして他者も傷つきうること」を示している［バトラー　二〇〇七］。

インタビューをした女性たちは、はじめ、妊娠、出産や流産、中絶の経験に関して尋ねると、決まって「幸せだ」とか、「悲しい」とかいうシンプルな言葉で表現した。女性たちは皆、それが良いことなのか、悪いことなのか、善悪に対する自覚の度合いを求められていると感じたのかもしれない。

フィリピンの善悪の基準はすでに社会的な、あるいは宗教的規範によって明示されている。善悪の基準が、他者のまなざしで決められており、かつ晒されているために、単純な言葉でしか表現することができない。しかし、その規範や倫理的価値を一度括弧にくくり、女性たちの身体的感覚やその時取った行動を聞いていくうちに、シンプルな言葉では言い表せない、苦しみや悲しみがそこにはあった。さらには、他者との関わりやしがらみだけでなく、性や罪に関する自己認識といった宗教的価値観や、女性の権利という理念を掲げる革新的女性の姿とも、必ずしも一致しない側面もみられた。一方で、新しい世代の中絶に対する理解は、確実に変化してきている。それはまさに強い自律的主体となって選択する女性を示しているように思える。新自由主義において、そうした女性の台頭は自然の流れのように感じられなくもない。しかし、女性たちの物語の多くは、二、三〇年の時間をかけて再帰的に理解されたものである。今を生きる彼女たちの物語もまた流動的で捉えがたいだろう。そうした時、やはり歴史的変動や社会的規範によって作り出された「選択」の概念を一度括弧にくくり、捉え直してみると、女性たちの流産・中絶の経験に対する社会的なつながりと身体的経験の複雑な関係があるかもしれないことを、本書を通して思い出していただければ幸いである。

注

（1）WHOの二〇〇七年のハンドブックでの家族計画の定義は以下の通り。"Family planning allows individuals and couples to anticipate and attain their desired number of children and the spacing and timing of their births."

（2）一九七二年大統領令の共和国法第六三六五に人口計画の一環として家族計画が用いられることが記載されている（Presidential Decree No. 79, Section 2, December 8, 1972）。具体的な施策には、①人々を密集居住地域から移動させ管理し、避妊薬やIUDの配布。②Population education プログラムの実施（PEP）などがある［Herrin 2002］。小学校や中学校などで人口問題に関する授業カリキュラムを展開した［Herrin 2002：16］。

（3）ジジの話した言葉は、以下である。"parang ang ano ko sa sarili ko, gaganti ako sa mga lalaki."この文脈での語根〔ganti〕はリベンジの意であり、その um 動詞の未来形 gaganti が用いられている。

（4）サイトテックは、メトロマニラでもっとも有名なキアポチャーチの前に立ち並ぶ出店で販売されていることで知られている。以前（二〇〇〇年前後）は一錠一五〇ペソ（日本円：約三〇〇円）だったが、現在は二五〇ペソ（日本円：約五〇〇円）以上という。値段に変動性があるのは、顔見知りかどうかで大きく差が出るためとのこと。ここでも交渉は必要となる。

（5）正確にこの手法の名前を言ったわけではない。彼女の、"hinigop, parang vacuum."という話と、今まで聞いた掻把手術の内容とは明らかに違う点から推測した。一部で平均月収が約三万円［松浦 二〇一九］と指摘されるフィリピンにおいて、価格も二五〇〇ペソ（日本円：約五〇〇〇円）と比較的高額であった点も考慮した。

参考文献

〈日本語文献〉

川中　豪

一九九七「フィリピン――『寡頭支配の民主主義』その形成と変容」、岩崎育夫編『アジアと民主主義――政治権力者の思想と行動』一〇三―一四〇頁、アジア経済研究所。

日下　渉

二〇一三『反市民の政治学――フィリピンの民主主義と道徳』東京：法政大学出版局。

二〇二〇　「ドゥテルテの暴力を支える「善き市民」――フィリピン西レイテにおける災害・新自由主義・麻薬戦争」『アジア研究』六六巻二号、五六―七五頁。

冨田江里子
二〇一三　『フィリピンの小さな産院から』福岡：石風社。

バトラー、ジュディス
二〇〇七　『生のあやうさ――哀悼と暴力の政治学』（本橋哲也 訳）東京：以文社。

松浦　司
二〇一九　「フィリピンにおける人口増加が経済成長や貧困に与える影響」『経済学論纂』六〇巻一号、二五九―二七六頁。

〈英語文献〉

Catholic Bishops Conference of the Philippines (CBCP).
2003　We must reject House Bill 4110. *Pastoral Letter* (May 3).
2010　Securing our Moral Heritage: Towards a Moral Society. *Pastoral Letter* (July 24).
2011　Choosing life, Rejecting the RH Bill. *Pastoral Letter* (Jan 30).

Collantes, Christianne F.
2018　Reproductive Dilemmas in Metro Manila: Faith, Intimacies and Globalization, Singapore: Palgrave Macmillan.

Dañguilan, Marilen
2018　*The RH Health Bill Story: Contentions and Compromises,* The Ateneo de Manila University Press.

Demeterio-Melgar, Junice L., J.C.Pacete
2007　*Imposing Misery: The Impact of Manila's Contraception Ban on Women and Families,* Manila: Likhaan.

Hollnsteiner, Mary R.
1961　Reciprocity in the Lowland Philippines, *Philippine Studies* 9(3): 387-413.

Herrin, N. Alejandro
2002　*Population Policy in the Philippines, 1969-2002,* School of Economics University of the Philippines Diliman, Quezon City.

Hussain, Rubina & Lawrence B. Finer
2013　Unintended Pregnancy and Unsafe Abortion in the Philippines: Context and Consequences. *Issues Brief* (Alan Guttmacher

Institute). April (3): 1-8.

Gerber, Elaine G.
2002 Deconstructing Pregnancy: RU486, Seeing "Eggs," and the Ambiguity of Very Early Conceptions. *Medical Anthropology Quarterly* 16: 92-108.

Natividad, Maria F.
2019 Catholicism and Everyday Morality: Filipino women's Narratives on Reproductive Health, *Global Public Health* 14 (1): 37-52.

Ney, Philip
1997 Deeply Damaged: An Explanation For The Profound Problems Arising From Infant Abortion and Child Abuse, Pioneer Publishing.

Philippine Statistics Authority (PSA) & ICF.
2018 *Philippines National Demographic and Health Survey 2017: Key Indicators.,* Quezon City, Philippines, and Rockville, Maryland, USA: PSA and ICF.

UN Population Fund (UNFPA)
1995 Report of the International Conference on Population and Development, Cairo, 5-13 September 1994, A/CONF.171/13/Rev.1, available at: https://www.refworld.org/docid/4a54bc080.html (accessed 24 March 2021)

〈ウェブサイト〉

Philippine Statistics Authority (PSA)
https://psa.gov.ph/sites/default/files/attachments/crd/specialrelease/P.R.%20NO.%202021-032_Special%20Release%20-%20Live%20Births%20in%20the%20PH%202019_signed.pdf (accessed 28 July 2021)

あとがき

「ワオ、これは深刻ね」私に電話でそう本音を漏らしたのはフィリピン総合病院（PGH）の産婦人科医、ステラ先生である。何度も書き直しようやく出した病院への調査申請書の結果を知っての驚きの声だった。しかし、すぐに彼女は別のアイディアを絞り出し、「大丈夫、私がついてるわ」ともう一度挑戦するよう私を励ますのだった。残念ながら申請許可の下りるあと一歩手前で私は帰国することとなり、病院での調査は結局叶わなかった。しかし、何度苦境にあっても絶対に私を見捨てなかったステラ先生には感謝してもしきれない。私の調査票案を見た時、彼女から「女性たちの気持ちを非常によく理解している素晴らしい調査票だ」との評価をいただけたことは何よりも代えがたいものとなっている。知り合いから紹介されたに過ぎない私に、なぜそこまで協力を惜しまないのか当時は分からなかった。しかし、ステラ先生の私を見捨てない姿は、フィリピンの苦しみの最中にある女性たちを支える人々の姿と今では重なって見える。それがどんなに複雑な想いが交差したものであっても、私はフィリピンの人たちの支え続けようとする相互依存の関係に可能性を感じずにはいられない。

本書に用いた調査記録や資料は、松下幸之助国際スカラシップの留学助成を、また本ブックレットの刊行に関しては松下幸之助記念志財団の支援を受けた。多大なる御支援をいただだいたことに心から感謝し、ここに記したい。

また、本書の構成や執筆において、多くの方から学問領域を超えて貴重なご意見を賜った。指導教官の渡邊先生からは、コミュニケーションにおける「言葉」を理解するための視座を、地域や専門が異なる実行委員の皆様からは、専門的になりがちな議論の展開を広い視野から論じるアイディアを多くいただいた。初期の構想の問題点などを率直にご指摘いただかなければ、本書を書き上げることはできなかったことだろう。

フィリピン大学第三世界研究所のリカルド先生、ミゲルやメイたちスタッフには大変お世話になった。おそらく日本人研究者の中で私が最も迷惑をかけた研究者だったのではないかと思う。何時間も貴重な時間をミーティングに費やしてくれたことに感謝したい。また、不甲斐ない私を明るい笑顔と心強い言葉で最後まで支えてくださったフィリピンの友人の皆さんには、感謝の言葉も見つからないが、いつか恩返しすることを目標に今後も研究に励みたい。

最後に、フィリピンという全く異なる世界に一緒に飛び込んでくれた誰よりも勇敢な二人の幼い子供たち、常にすべてを支えてくれた夫、そして家族に心からありがとうと伝えたいと思う。

著者紹介

久保裕子（くぼ　ゆうこ）

1979 年、宮崎県小林市生まれ。

東京大学大学院総合文化研究科博士後期課程在籍。

主な論文は、「医療人類学においてヘルスコミュニケーションをどう論じるか――フィリピン・メトロマニラの多言語状況における “Abortion” の「誤用」と齟齬の考察を手掛かりに」（『ことばと社会』22 号　特集〈からだ〉のことを伝える〈ことば〉2020 年）など。


フィリピン女性たちの流産と中絶　貧困・贖罪・ポリティクス

2021 年 10 月 15 日　印刷
2021 年 10 月 25 日　発行

著　者　久 保 裕 子

発行者　石 井　 雅

発行所　株式会社　風響社

東京都北区田端 4-14-9（〒 114-0014）
Tel 03（3828）9249　振替 00110-0-553554
印刷　モリモト印刷

ISBN978-4-89489-302-3　C0039